DE L'ACTION COMPARÉE

DES

MÉDICAMENTS CARDIAQUES

(DIGITALE, CAFÉINE, CONVALLARIA, ADONIDINE)

PRÉCÉDÉ D'UNE ÉTUDE

SUR L'ADONIDINE

PAR

Eug.-Armand DURAND

Docteur en médecine de la Faculté de Paris,
Ex-interne de la Faculté libre à l'hôpital de la Charité de Lille
Lauréat de la même Faculté (Prix 1881, 1882, 1884)

AVEC 16 PLANCHES HORS TEXTE

PARIS

G. STEINHEIL, ÉDITEUR

SUCCESSEUR DE H. LAUWEREYNS
2, Rue Casimir-Delavigne, 2

DE L'ACTION COMPARÉE

DES

MÉDICAMENTS CARDIAQUES

(DIGITALE, CAFÉINE, CONVALLARIA, ADONIDINE)

PRÉCÉDÉ D'UNE ÉTUDE

SUR L'ADONIDINE

PAR

Eug.-Armand DURAND

Docteur en médecine de la Faculté de Paris
Ex-interne de la Faculté libre à l'hôpital de la Charité de Lille
Lauréat de la même Faculté (Prix 1881, 1882, 1884)

AVEC 16 PLANCHES HORS TEXTE

PARIS
G. STEINHEIL, ÉDITEUR
SUCCESSEUR DE H. LAUWEREYNS
2, Rue Casimir-Delavigne, 2

INTRODUCTION

L'étude des médicaments cardiaques a été depuis quelque temps en France l'objet d'une attention toute particulière de la part de cliniciens et des physiologistes. Les expériences ont été multipliées, des travaux nombreux se sont succédé ; bien plus, la matière médicale suivant le progrès, s'est enrichie de nouveaux produits.

Pendant longtemps la *digitale* fut considérée comme souveraine dans les maladies du cœur. Son règne fut long, car depuis 1535, époque où pour la première fois elle fut décrite par Fuchsius, il a fallu attendre jusqu'en 1863 pour que Koschlakoff, de St-Pétersbourg lui opposât une rivale que M. Lépine devait plus tard appeler « *son égale* » : j'ai nommé *la caféine*.

Depuis lors le nombre de ses rivaux n'a fait qu'augmenter. En 1878, le *convallaria maïalis* fut mis sur les rangs par deux médecins russes, les docteurs Bojojawlenski et Troïtski.

Enfin, en 1879, parut l'*adonis*, dont les propriétés physiologiques et thérapeutiques, d'abord étudiées par Bubnow, ont été de nouveau exposées et discutées à la Société de médecine interne de Berlin en juin 1884.

A peine connus, ces trois derniers médicaments furent l'objet de recherches et d'études attentives. On s'est attaché à démontrer leur action physiologique ; on a cherché, et trouvé en grande partie, l'usage qu'on pouvait en faire au point de vue thérapeutique.

L'*adonidine* toutefois n'a pas été, que nous sachions,

employée en clinique. Nous avons cru qu'il y avait là une
lacune à combler et des recherches intéressantes à faire.

C'est en partant de cette idée, qui nous a été suggérée
par notre excellent maître M. le professeur Desplats, que nous nous sommes mis à l'œuvre dès le commencement de juillet 1884.

Nous n'avons pas fait de recherches personnelles sur
l'action physiologique de l'adonidine. Cette étude a déjà
été l'objet de travaux spéciaux, tant en France qu'à
l'étranger, et l'on peut en considérer les résultats
comme définitivement acquis à la science, car ils n'ont
pas varié avec les expérimentateurs (1).

En raison des nombreux cas où, pendant notre internat
chez M. Desplats, nous avons vu employer les médicaments cardiaques : digitale, caféine et convallaria, nous
avons pensé qu'une étude comparative de ces agents
thérapeutiques entre eux et avec l'adonidine présenterait
quelque intérêt.

Afin de donner à cette étude plus de précision, nous
avons employé la méthode graphique à l'aide du sphygmographe de Marcy. Nous nous sommes attaché à prendre et à rédiger nos observations avec la plus scrupuleuse
exactitude.

Voici maintenant quelle sera la division de notre travail :

Dans un PREMIER CHAPITRE, nous dirons quel a été notre
mode d'expérimentation.

(1) Voir : *Vincenzo Cervello.* Travaux du laboratoire de Schmie-
deberg à Strasbourg, in Archives italiennes de biologie, 1882. —
Lesage. Travaux du laboratoire de clinique de M. G. Sée à l'Hôtel-
Dieu, in Bulletin de la Société de biologie, 1884. — *Mordagne.* Etude
sur l'adonis. — Thèse de l'Ecole de pharmacie, 1885.

Un DEUXIÈME sera consacré à *l'étude de l'Adonis* et principalement de son dérivé *l'adonidine*.

Le TROISIÈME comprendra nos *observations cliniques*.

Dans le QUATRIÈME, nous comparerons *l'action* des quatre médicaments *sur le cœur*.

Le CINQUIÈME contiendra l'exposé de *l'action comparée* des mêmes médicaments *sur les reins*.

Dans le SIXIÈME, nous les envisagerons au point de vue spécial des *inconvénients et des dangers* pouvant résulter *de leur emploi*.

Enfin, le SEPTIÈME contiendra l'exposé de nos *conclusions*.

Avant d'entrer dans notre sujet, nous tenons à remercier notre maître, M. le professeur Desplats de nous avoir laissé toute latitude dans le champ de notre observation. C'est grâce à lui que nous avons pu expérimenter l'adonidine, qu'il reçoive ici l'expression de notre sincère reconnaissance.

Nous remercions aussi M. le professeur Augier de la bienveillance qu'il a montrée à notre égard pendant qu'il suppléait M. Desplats.

Enfin, nous sommes heureux d'adresser à M. le professeur Potain le témoignage de notre vive gratitude pour l'honneur qu'il nous a fait en acceptant la présidence de cette thèse.

ESSAI SUR L'ACTION COMPARÉE

DES

MÉDICAMENTS CARDIAQUES

CHAPITRE PREMIER

MODE D'EXPÉRIMENTATION

L'étude que nous avons faite des médicaments cardiaques a porté sur deux organes principaux : le cœur et les reins.

Nous avons étudié leur action sur le *cœur* en observant *les modifications subies par le pouls*. Quant à leur influence sur les *reins,* nous l'avons déduite des *variations de la diurèse.*

C'est avec le sphygmographe de Marcy que nous avons enregistré les modifications du pouls ; nous les avons suivies jour par jour et parfois d'heure en heure. Grâce à cette méthode, on voit d'une façon pour ainsi dire sensible quelle a été l'action du médicament pendant tout le temps qu'il a été administré, et de plus sa comparaison avec d'autres devient beaucoup plus facile.

Nous nous sommes entouré de toutes les précautions désirables afin d'éviter les plus petites causes d'erreur; c'est pourquoi nos tracés ont été pris par nous-même, de la même manière, et dans les mêmes conditions, c'est-à-dire le sujet étant au repos et à jeun, le matin. De cette façon, nous croyons pouvoir affirmer qu'ils sont absolument comparables.

Certains auteurs, Lorain (1) entre autres, prétendent qu'on ne peut mesurer la tension artérielle à l'aide des données sphygmographiques. Il est évident qu'on ne saurait obtenir ainsi des résultats précis, mais on peut les comparer et c'est là le point qui nous intéresse. Pour Marey (2), la chose serait possible, et voici comment il le démontre. La tension artérielle résulte de la réplétion des artères accrue de l'impulsion du cœur aidée ou desservie par la résistance des capillaires; elle décroît à mesure qu'on s'éloigne du cœur. Si les capillaires se contractent, la tension tend à s'équilibrer, et inversement; par conséquent, *la tension est en rapport inverse avec la vitesse du sang.*

Le cœur bat d'autant plus vite qu'il éprouve moins de peine à se vider. Or, comme la résistance est à la sortie, on peut dire que : *la fréquence du pouls est en raison inverse de la tension artérielle.*

Si la tension artérielle s'élève par accroissement de la force du cœur, cette élévation s'accompagne d'accroissement dans l'amplitude du pouls. Si la tension s'élève par suite d'un obstacle à l'écoulement du sang par les capillaires, elle s'accompagne au contraire de diminution:

(1) *Lorain.* Etude sur le pouls à l'aide des données sphygmographiques.

(2) *Marey.* Physiol. expér. 1875, p. 360.

c'est ce qui, pour certains auteurs, se passerait dans l'action de la digitale. Ces considérations expliquent la contradiction apparente qui existe dans les termes dont se servent quelques observateurs pour exprimer, d'après les données graphiques, que la tension artérielle est accrue.

Ainsi Méplain (1) voulant dire que la tension sanguine augmente à la suite de l'usage du café, s'exprime ainsi : « La montée est moins verticale et moins haute dans le tracé, l'amplitude des rebondissements est beaucoup plus faible, le sommet de la pulsation moins aigu et transformé dans quelques cas en plateau ».

Filhoud-Lavergne, voulant prouver la même chose pour l'action du convallaria, dit que « la ligne d'ascension est plus droite et la ligne de descente moins traînante et moins oblique » (2) le dicrotisme disparaît (3). Ainsi pour l'un, la tension artérielle aurait donné une montée plus verticale; pour l'autre, elle aurait produit une ligne d'ascension plus droite. Cette contradiction ne peut s'expliquer que par ce que nous avons dit plus haut. Quant à nous, nous ne nous sommes jamais contenté des seules données fournies par l'appareil de Marey; nous avons toujours mis à profit les indications fournies par la pression digitale sur l'artère. Elles ont le plus souvent confirmé les premières.

Nous avons cru ces explications nécessaires pour justifier les interprétations de nos tracés.

Il est une cause d'erreur que nous avons eu à éviter

(1) *Méplain*. Etude physiol. et thérap. du café. Thèse Paris, 1860.
(2) *Filhoud-Lavergne*. Etude phys. et thérap. du convallaria. Thèse Paris, 1883.
(3) *Marey, op. cit.*

alors qu'on avait à remplacer par un autre, un médicament qui paraissait inactif ou n'était pas toléré.

Tout le monde sait que la digitale s'emmagasine dans l'organisme et continue à agir quelque temps après qu'on en a cessé l'emploi. Or, avant de lui substituer un autre médicament, la caféine par exemple, nous avons toujours laissé écouler un certain nombre de jours entre la cessation de l'un et l'absorption de l'autre. Nous évitions ainsi l'erreur qu'aurait certainement occasionné dans les résultats, le phénomène d'accumulation. Voilà pour le pouls.

Les variations de la diurèse ont été notées en recueillant les urines émises dans les 24 heures. Quand il nous a été impossible d'obtenir l'urine émise au moment des selles, nous avons inscrit le nombre de ces dernières dans l'observation.

CHAPITRE II

DE L'ADONIDE ET DE SON PRINCIPE GLUCOSIDE L'ADONIDINE

L'adonide (*Adonis vernalis*. L.) est une plante de la famille des Renonculacées, dont les caractères floraux sont à peu près ceux des anémones au genre desquelles certains botanistes (1) la rattachent, car ils n'en diffèrent

---

(1) *Baillon.* Botanique médicale, T. I, p. 491. Pour plus de détails, consultez : *Mordagne* (op. cit.) où les caractères botaniques de cette plante ont été bien étudiés.

que par leur périanthe. Elle croît dans l'hémisphère
boréal de l'ancien monde où on l'employait en Sibérie
comme abortive. Les apothicaires du temps de Clusius la
considéraient comme le véritable Hellébore d'Hippocrate.

Historique. — Elle a déjà été employée en médecine
pour combattre de nombreuses affections parmi lesquelles
se trouvaient les maladies du cœur. Jusqu'en 1879, l'usage
de cette plante était purement empirique, et c'est Bubnow
de Saint-Pétersbourg qui le premier, à l'instigation du
professeur Botkin, en fit l'objet de recherches spéciales.
Le résultat de ses premières études scientifiques parut
dans le *St-Petersburger Medicinische wochenschrift*
du 6 janvier 1879. Un travail plus complet du même
auteur parut l'année suivante (1).

Deux ans plus tard, en 1882, Vincenzo Cervello, de Strasbourg, parvint à isoler le principe actif de l'adonide et
commença sur ce nouveau produit des expériences qu'il
publia au mois de novembre de la même année (2).

Ce n'est qu'à partir de ce moment que l'adonide entra
définitivement dans la pratique des médecins russes et
allemands. La Société de médecine interne de Berlin en
fit l'objet de communications intéressantes, qui attirèrent
sur elle l'attention du monde médical. On la posait en
rivale de la digitale.

En France, on se contenta d'enregistrer (3) les résultats

(1) St-Petersburg. Medicinische wochenschrift, 1879. P. 1 et 256.
　　　Idem.　　　　　　Idem.　　　　　1880. P. 306.
(2) *Vincenzo Cervello, op. cit.*
(3) *Paris médical.* 7 octobre 1882.
　　Bulletin de thérapeutique (T. xcviii, p. 559; civ, p. 47; cv, p. 285.
　　Revue des sciences médicales de Hayem, T. xxi, p. 494.
　　Semaine médicale, 10 juillet 1884, p. 277.

de nos voisins d'outre-Rhin. M. le professeur Sée désireux
d'entreprendre des expériences cliniques sur ce sujet,
commença par faire contrôler les résultats physiologiques
obtenus (1). Jusqu'ici, nous n'avons eu connaissance
d'aucun travail clinique.

Préparations. — Jadis on avait mis à profit la racine
d'adonide, Bubnow fit usage des feuilles dans ses expériences physiologiques et thérapeutiques. Il les employait
comme les feuilles de digitale, en infusion ou en macération. Il s'est également servi de l'extrait d'adonis.

Le principe actif de ces préparations est un glycoside
spécial que Cervello a isolé en 1882. Ce produit (2) est
constitué par une masse amorphe, incolore, inodore,
très amère, peu soluble dans l'éther et dans l'eau,
mais beaucoup plus dans l'alcool. Voici comment il
a été obtenu.

On met macérer une certaine quantité de feuilles
coupées en morceaux dans un mélange d'eau et d'alcool
(2 p. d'eau pour 1 p. d'alcool). Au bout de dix jours, le
liquide alcoolique provenant de la macération, est
précipité par l'acétate basique de plomb, filtré, con-
densé, puis avec du tannin et quelques gouttes d'ammo-
niaque on sépare l'adonidine. Le tannate d'adonidine
lavé à l'eau est décomposé par l'oxyde de zinc et l'alcool,
et on obtient l'adonidine à l'état impur, que l'on purifie
par plusieurs cristallisations dans l'éther alcoolisé.

L'acide tannique la précipite, et le précipité se redissout
dans un excès d'eau. Elle est insoluble à froid dans l'acide

---

(1) *Lesage, op. cit.*

(2) D'après Mordagne (*op. cit.*), 10 kilog. de la plante n'en fournis-
sent que 2 gr., aussi son prix est-il assez élevé.

chlorhydrique dilué, mais à chaud, elle se dédouble en une substance insoluble dans l'éther (1).

Doses. — Bubnow a employé l'adonide en infusion à la dose de 4 à 8 gr. dans 180 gr. d'eau dont il administrait une cuillerée à soupe toutes les deux heures. Nous nous sommes servi exclusivement de l'adonidine sous forme de pilules de 0,02 centigrammes et nous avons rarement dépassé cette dose.

Dans les cas où nous avons atteint 0,04 nous avons presque toujours dû revenir à la dose primitive.

Cervello, dans ses expériences sur les animaux à sang froid, injectait 15 milligr. et cette dose suffisait pour arrê-ter le cœur d'une grenouille. Pour lui, l'adonidine devrait s'employer à doses moindres que la digitaline, puisqu'à égale quantité les effets de cette dernière sont moindres que ceux de la première. La dose que nous avons em-ployée est de beaucoup supérieure à celle dont on se sert pour la digitaline et pourtant, nous n'avons jamais eu de menace d'accident. Nous ne croyons pas qu'il en serait de même à dose égale avec cette dernière substance.

Faut-il admettre que notre produit (2) était moins actif que celui de Cervello? La chose ne nous semble pas impossible à accepter, depuis que les recherches de Rasetti (3) nous ont appris que ce principe difficile à isoler a une composition complexe qui parfois n'est pas toujours identique.

---

(1) *Archiv. für Exp. Path. und Pharm.* T. xv, 1882. Sur le prin-cipe actif de l'adonide par Vincenzo Cervello.

(2) L'adonidine employée a été envoyée à M. le Dr Desplats par M. Merck, pharmacien à Darmstadt; à cette époque, il nous a été im-possible de nous en procurer en France.

(3) *Rasetti.* Comptes rendus de la Société de biologie, 1884.

Effets physiologiques et expérimentation sur les animaux. — Le cœur est l'organe sur lequel l'adonide exerce son action la plus énergique. Ce fait a été démontré par plusieurs expériences entreprises par Bubnow sous l'inspiration du professeur Botkin de Saint-Pétersbourg.

Si on injecte dans le sac lymphatique crural d'une grenouille dont le cœur a été préalablement mis à nu, une solution diluée d'extrait d'adonis vernalis, on constate au bout d'un temps variable suivant la quantité de substance injectée une série de phénomènes qui représentent trois phases bien caractérisées :

1° Ralentissement du pouls avec élévation de la pression artérielle.

2° Augmentation de la fréquence du pouls et nouvelle élévation de la pression sanguine.

3° Le pouls devient encore plus fréquent mais la pression du sang baisse dans les artères.

L'élévation de la pression artérielle est obtenue même quand on sectionne d'avance les deux nerfs vagues (1).

Avec l'adonidine à la dose de 15 milligr. en injection chez une grenouille, Cervello (2) a observé d'abord de la faiblesse, puis de l'arhythmie, et finalement la suspension des mouvements cardiaques. Mordagne (3) avec une dose de 1/2 milligr. seulement a obtenu exactement les mêmes résultats. Le cœur de la grenouille en expérience s'est arrêté en systole au bout de 8 minutes, 30 secondes.

(1) Traduit du *St-Petersburg Med. Wochenschrift*, 1879. P. 1 et 256.
(2) *Op. cit.*
(3) *Op. cit.*, p. 59.

Chez le chien et le lapin, les mêmes expérimentateurs ont noté une augmentation de la pression comme avec les glycosides de la digitale. Lesage (1) l'a vue monter de 16 centim. de mercure à 36. Dans les expériences de Mordagne, elle s'est accrue de 12 à 18 avec 0,03 centigr. d'adonidine.

Ces résultats firent entrevoir à Cervello tout l'emploi qu'on pouvait tirer de ce médicament en thérapeutique.

Il termine ainsi son Mémoire :

« Je crois que le nouveau glycoside ou même toute
« la plante qui le contient aura un emploi utile en thé-
« rapeutique. J'espère que les professeurs de clinique y
« feront d'autant plus attention qu'avec ce remède il ne
« paraît pas y avoir d'influence cumulative » (2).

C'est sur ces données que nous avons basé nos expériences cliniques dont nous allons exposer les observations.

OBSERVATIONS CLINIQUES

OBSERVATION I (3) (Personnelle).

Insuffisance mitrale et rétrécissement mitral.

Cottin, Suzanne, âgée de 14 ans, entrée le 15 février 1884, salle Saint-Joseph, 22.

Cette enfant a eu des attaques de rhumatisme il y a 3 ans, et

---

(1) *Op. cit.*

(2) *In Archiv. für Exp. Path. und Pharm.* 1882, p. 235.

(3) La première partie de cette observation, concernant l'examen de la malade, nous a été fournie par M. le professeur Desplats.

depuis cette époque elle éprouve assez fréquemment des douleurs toujours subaiguës. Son père et sa mère sont rhumatisants.

Elle entre pour des phénomènes douloureux, elle ne se plaint pas de dyspnée ni de palpitations, et, cependant ces phénomènes doivent exister quand elle fait effort. C'est surtout de son cœur que l'on s'occupe. Elle a fréquemment de l'œdème malléolaire vespéral. Sa face est un peu pâle, son pouls petit, fréquent, régulier.

A l'examen du cœur, on constate qu'il n'y a pas de déformation et que la paroi n'est pas soulevée avec violence. Les espaces intercostaux ne sont pas solidaires des mouvements du cœur dont la pointe bat au niveau du cinquième.

A la palpation, l'impulsion est nette, énergique et brusque, mais elle n'est perçue que jusqu'au 3ᵉ espace intercostal.

A l'auscultation, on constate au niveau du quatrième espace et en dedans du mamelon, un souffle systolique très net qui couvre le petit silence. A mesure qu'on descend vers le 5ᵉ, en se dirigeant en dehors du mamelon, ce souffle devient de plus en plus rude, plus prolongé, et prend tout à fait le caractère de celui d'un soufflet de forge. Il est précédé d'un roulement décomposable en deux bruits qu'on pourrait prendre pour un dédoublement.

Si au lieu de se diriger vers la pointe, on porte l'oreille vers la base et du côté du sternum, on perçoit un souffle systolique de plus en plus doux, suivi d'un claquement diastolique de plus en plus net.

Le souffle est perçu à droite du sternum presque vers le milieu de la clavicule. Du même côté au niveau de la 4ᵉ articulation chondro-costale, on entend encore un souffle systolique prolongé et doux.

A gauche, en se dirigeant vers la clavicule, au niveau du foyer de l'orifice de l'artère pulmonaire, existe un souffle systolique très net.

Il y a lieu de se demander si le rétrécissement et l'insuffisance dont l'existence est incontestable à l'orifice mitral, expliquent les bruits anormaux indiqués ci-dessus, ou bien si en même temps d'autres orifices sont intéressés.

Rien du côté du poumon.

Rien du côté du système veineux. Au moment où nous avons mis la malade en observation, 28 juillet, ses urines sont peu abondantes ; 5 à 700 cent. cubes seulement sont émis dans les 24 heures.

8 Août. Urines, 600 ; selles, 4 ; pouls, 100 (*Vide tracé* 1). Le pouls est régulier, fréquent et petit. On ordonne *0,02 centigr. d'adonidine* (1) en pilule.

De midi à 4 heures, 0,12 centigr. du médicament furent administrés. A ce moment le pouls est plus plein, plus rapide et bien frappé (*Vide tracé* 2). Pulsations 120. On donne encore 0,02 chaque demi-heure. A 5 heures et demie l'enfant avait absorbé 0,16 du médicament ; elle ne se plaint de rien, sinon du mauvais goût de la substance qui, dit-elle, est très âcre. A cette heure, le pouls est moins fort que précédemment et se rapproche de celui du matin par ses caractères (*Vide tracé 3*). Le sommet du tracé a des tendances à se transformer en plateau.

On continue à donner le médicament, mais vers 7 heures du soir, la malade fut prise de vomissements répétés, et de diarrhée qui dura toute la nuit. Elle n'avait pris encore que 0,20 cent. d'adonidine.

Le 9. Le matin l'enfant n'a pas l'air d'être trop fatiguée de la nuit qu'elle vient de passer, elle a encore quelques envies de vomir. Le pouls est plein, dur et ralenti (84 pulsations). La tension artérielle paraît notablement accrue (*Vide tracé* 4). Les contractions du cœur sont plus énergiques. Selles, 6. Urines, 300, mais elles n'ont pas été recueillies en totalité à cause de la diarrhée. L'enfant a eu encore quelques vomissements dans la journée. *On suspend l'adonidine*, et on ordonne du lait.

Le 10. Selles, 2. Urines, 650. Le pouls et moins ample et moins dur qu'hier, il a repris sa fréquence (108 pulsations), (*Vide tracé* 5).

(1) Par erreur, il fut inscrit sur le cahier de visite, 0,2 au lieu de 0,02 et on administra le médicament à la dose faussement indiquée. C'est ce qui explique la suite de l'observation.

Le 11. Selles, 2. Urines, 600. L'amplitude du pouls diminue ainsi que sa fréquence (90 pulsations) (*Vide tracé* 6).

Le 12. Le pouls est revenu à son type habituel, petit, fréquent, régulier ; le tracé obtenu est à peu près semblable à celui du 8 août (98 pulsations). Urines, 580.

Le 13. Pouls, 90. Urines, 625.

Le 14. (*Vide tracé* 7). Selle, 1. Urines, 850. Pouls, 90. *On prescrit 0,02 cent. d'adonidine.* A la contre-visite, le soir à 5 h., nous pûmes constater que le pouls était plein, dur et notablement ralenti (72 pulsations). La tension artérielle était sensiblement accrue (*Vide tracé* 8).

Le 15. Selle, 1. Urines, 650. Le pouls bat à 78. Les caractères de la veille s'accentuent (*Vide tracé* 9).

Le 16. Selles, 2. Urines, 750. Pouls, 78.

Le 17. Selle, 1. Urines, 800. Pouls, 90 ; il a perdu de son amplitude. *On suspend l'adonidine.*

Le 18. Selles, 2. Urines, 825. Le pouls reprend son type normal, il est souple, bien frappé $=80$ (*Vide tracé* 10).

Le 19. Selle, 1. Urines, 950. Pouls, 78.

Le 20. Selle, 1. Urines, 850. Rien de spécial du côté du pouls (78 pulsations). Douleurs à la région précordiale. On applique un vésicatoire.

Du 21 au 25. Les urines ont oscillé entre 7 et 800 c. cub. Les douleurs précordiales ont cessé.

Le 26. La petite malade est reprise par sa mère.

Cette observation est intéressante en ce sens qu'elle montre qu'on peut atteindre des doses relativement élevées d'adonidine sans occasionner d'accidents. Là, en effet, ils ne se sont produits qu'après l'ingestion de 0,20 cent. Il est vrai que tout n'avait pas été absorbé, et à l'heure où se sont déclarés les premiers symptômes toxiques, il n'y avait guère que 0,12 à 0,15 cent. qui aient pu contribuer à les faire apparaître.

A la dose de 0,02 cent. qui a toujours été employée

dans la suite, on a vu la tension artérielle augmenter,
le nombre des battements du cœur diminuer. C'est ainsi
que de 90 ils sont descendus à 78. De plus, l'effet s'est
produit d'une façon rapide, et le médicament n'était pas
plutôt supprimé que le pouls reprenait sa fréquence primitive.

Si l'action de l'adonidine sur le cœur a été évidente,
nous ne pouvons pas en dire autant de l'influence sur la
diurèse car elle a été absolument nulle ; il est vrai que
l'enfant n'avait ni œdème, ni stases viscérales. L'observation suivante servira à élucider ce point spécial de l'action du médicament.

Observation II (Personnelle).

Insuffisance mitrale. — Dyssystolie.

Malle, Félix, 32 ans, charpentier, entre le 7 octobre 1884,
salle Saint-Laurent, n° 2.

Antécédents. — Ce malade a eu deux attaques de rhumatisme,
l'une en 1870 et l'autre en 1872. Depuis cette époque, il n'avait
plus rien ressenti.

Il y a trois semaines, il fut pris d'une douleur assez vive au-
dessous du sein gauche, douleur qui céda à l'application d'un
petit vésicatoire. Depuis un mois et demi, ses forces ont notablement diminué, il est sujet à des palpitations fréquentes qui
lui occasionnent des accès de dyspnée assez violents, suivis
d'une toux pénible. Voici ce que l'on constate à son entrée.

Etat actuel. — Le cœur est hypertrophié et dilaté, la pointe
très abaissée bat dans le 7° espace intercostal à 9 centim. 1/2
de la ligne médiane. Les battements sont tumultueux, on les
perçoit très nettement au palper à 3 centim. à gauche de l'appen-

dice xyphoïde. Les jugulaires sont légèrement dilatées, mais ne sont pas animées de pulsations.

Le pouls est irrégulier, petit, mal frappé, il est impossible de compter ses pulsations. (*Vide tracé* 11). Dans la poitrine, on perçoit des râles humides de bronchite, avec congestion aux deux bases mais surtout accentuée à gauche. Le malade a une toux sèche, fréquente ; ses crachats sont muqueux, colorés en rouge brun, non visqueux.

Le foie est fortement congestionné, il est douloureux à la pression. Ses limites s'étendent du 5ᵉ espace intercostal jusqu'à quatre travers de doigt au-dessous du rebord des fausses côtes. Cette surface mesure 16 cent. en hauteur. On sent très nettement le rebord inférieur à la palpation.

Les urines sont courtes (8 à 900 dans les 24 heures), et très chargées. Pas d'albumine. La face est légèrement pâle. Pas d'œdème nulle part.

Bien que l'état du cœur ne permette pas de constater nettement un bruit de souffle systolique à la pointe, M. le docteur Augier conclut à l'existence d'une insuffisance mitrale avec stases viscérales. Repos, lait, bouillon.

Le 9. Sous l'influence du repos, l'état du cœur ne s'est pas modifié, le pouls est toujours très irrégulier et petit (*Vide tracé* 12), les battements du cœur sont encore très tumultueux. Cependant on constate l'existence d'un souffle systolique à la pointe présentant son maximum d'intensité à trois travers de doigt du mamelon. Urines, 800. Dyspnée toujours assez forte. *On prescrit 0,02 cent. d'adonidine.*

Le 10. Le malade accuse déjà du mieux. Le pouls est ralenti, il est plus ample, mais toujours très irrégulier, on ne peut compter le nombre des pulsations (*Vide tracé* 13). Les battements du cœur sont plus forts, moins tumultueux. La dyspnée est beaucoup moindre. Les urines plus abondantes (1000) sont moins chargées. *Adonidine 0,04.*

Le 11. Le souffle systolique de la pointe est devenu très net et comparable à un jet de vapeur. Les battements du cœur sont mieux perçus à l'auscultation. La respiration est tout à fait calme, il n'existe plus de dyspnée Le pouls est plus fort, toujours irrégulier. La tension artérielle a augmenté. Le malade se trouve beaucoup mieux. Les urines ont triplé ; elles sont beaucoup plus claires. Urines, 2400 c. cub. dans les 24 heures. *On continue l'adonidine à la dose de 0,04.*

Le 12. Le pouls est devenu plus plein, mieux frappé (*Vide tracé 14*). L'irrégularité est un peu moins accentuée que le premier jour, mais elle est encore très notable. La toux a diminué de fréquence, les râles sont moins nombreux dans la poitrine.

Au cœur, outre le souffle mitral, on constate au niveau de l'appendice xyphoïde, un peu à gauche, un souffle tricuspidien moins rude quoique très net.

Le foie a diminué de volume, le bord inférieur est moins bas, il est relevé de 1 cent. 1/2 environ, et beaucoup moins tranchant. Les urines ont encore augmenté, elles sont claires et plus pâles que normalement. Urines, 2700 c. cub. Le malade se plaint de céphalalgie et de violents battements dans les tempes. On prescrit une *dose moitié moindre d'adonidine, c'est-à-dire 0,02.*

Le 13. Le pouls est notablement ralenti et moins irrégulier ; on peut compter le nombre de pulsations qui s'élève à 90 (*Vide tracé 15*). Le foie diminue de volume ; sa zone de matité est moins étendue. On voit chaque jour le retrait à l'aide des limites tracées au nitrate d'argent. Le rebord inférieur fuit sous les doigts, il ne descend plus qu'à 1 cent. au dessous de celui des fausses côtes. Le cœur est moins dilaté, sa pointe s'est relevée et bat dans le 6° espace intercostal à 8 cent. 1/2 de la ligne médiane. Il existe encore des systoles avortées. La respiration est plus ample. Le malade accuse toujours un peu de céphalalgie. Les urines ont sensiblement augmenté, 3300. *Adonidine, 0,02.*

Le 14. Rien de particulier. Les urines ont diminué, 2900 c. cub. Le pouls est toujours ample et a conservé les caractères de la veille. Pas de changement dans le tracé. Même traitement.

Le 15. Pouls, 96, moins irrégulier. — Urines, 2800. Le foie a repris son volume normal. *Adonidine, 0,02.*

Le 16. Pouls, 76, plein, dur. Le souffle systolique est moins accentué quoiqu'il soit encore très perceptible. Le cœur est moins volumineux. Rien dans la poitrine. Urines, 2200. *Ado-nidine, 0,03.*

Le 17. Le pouls est beaucoup plus ample qu'il n'a encore été jusqu'ici, mais il est toujours irrégulier, 76 puls. (*Vide tracé 16*).

Les urines sont plus abondantes, 2400. Le foie est un peu douloureux à la pression. M. Augier *supprime l'adonidine* et prescrit 0,75 *de caféine* en potion. Le malade se croyant guéri demande à sortir ; sur le refus du chef de service, il consent à rester. On lui permet de se lever.

Le 18. Les urines ont baissé, 1800. Le malade n'a pris que 0,50 de caféine. Le pouls est toujours le même, mais entre une série de pulsations amples s'intercale une série plus grande de petites pulsations (*Vide tracé 17*). Caféine 0,75.

Le 19. Le pouls est toujours irrégulier (*Vide tracé 18*), mais bondissant. Les urines restent à 1800. Caféine, 0,75.

Le 20. Le pouls a diminué d'amplitude (*Vide tracé 19*). Les contractions cardiaques sont moins énergiques. Les urines sont en décroissance, 1350 ; on remplace la caféine par 0,30 *poudre de feuilles de digitale* en macération.

Le 21. Le pouls est petit, ondulant (*Vide tracé 20*). Le foie est de nouveau congestionné. Son bord inférieur a atteint ses limites primitives c'est-à-dire qu'il descend jusqu'à 4 travers de doigt au-dessous des fausses côtes. Il est douloureux à la pression. Les urines ont été encore moins abondantes que la veille (1100). Repos. *Digitale, 0,50.*

Le 22. Le malade à pris le matin 30 grammes d'eau-de-vie allemande prescrits à la contre-visite. Le pouls (78) (*Vide tracé 21*) est plus ample et moins irrégulier (urines, 2400, dans les 24 h.). Continuer 0,50 de digitale en macération.

Le 23. Le pouls est plus fréquent mais moins irrégulier, 84 puls. (*Vide tracé 22*). Les contractions du cœur sont plus énergiques. Urines, 1250 ; leur diminution tient à l'action du purgatif administré hier et qui a occasionné 6 selles. Digitale, 0,50.

Le 24. Le pouls est un peu moins fort que la veille. Urines, 2000. Le foie est moins volumineux. Sa limite inférieure ne dépasse plus que de 1 cent. 1/2 environ le rebord des fausses côtes. On prescrit 0,75 *de digitale.*

Le 25. Le pouls s'est notablement ralenti, 60 ; il est toujours irrégulier, mais plus plein. Les urines ont augmenté, 2400. Continuer 0,75 de digitale. (*Vide tracé 23*).

Le 26. Le pouls est encore devenu plus lent que la veille, 58, il est trigéminé (*Vide tracé 24*). Les urines baissent, 2000 ; on suspend la digitale. Le cœur et le foie ont repris leurs dimensions normales.

Le 27. Pouls, 64 ; urines, 2200.

Le 28. Pouls, 70 ; urines, 2500.

Le 29. Pouls, 72, presque régulier, mais présentant encore quelques rares intermittences. Urines claires et abondantes, 2400. Le souffle de la pointe du cœur est encore très perceptible, quoique moins accentué.

Le malade est encore en observation au moment où nous quittons le service.

D'après les renseignements qui nous ont été transmis par notre excellent ami M. Monteuuis, qui nous a succédé comme interne dans le service, ce malade serait sorti quinze jours après dans un état absolument satisfaisant. Il se remit à travailler, mais au bout d'un mois et demi il fut pris d'une attaque d'asystolie qui l'obligea à rentrer à l'hôpital.

L'action de l'adonidine a été ici remarquable tant sur le cœur que sur les reins.

Sur le cœur, elle a eu une influence tonique. Les battements sont devenus moins tumultueux dès le lendemain de son administration. Le pouls a acquis de l'amplitude, tout en diminuant de fréquence.

La tension artérielle s'est notablement accrue. Pour s'en rendre compte, il suffit de jeter les regards sur les tracés annexés à l'observation.

En huit jours, les phénomènes de stase avaient complètement disparu, la respiration était devenue régulière et il n'était plus question de dyspnée. Le malade se croyait complètement guéri.

La diurèse a atteint le double de ce qu'elle était primitivement. Les urines se sont élevées à 3.300 sous l'influence de 0,04 d'adonidine. Avec 0,02 cent. seulement elles se sont maintenues entre 2400 et 2800.

L'action diurétique a donc été rapide et a produit d'heureux effets sur l'état général du malade. De plus, il n'y a pas eu emmagasinement de la substance ; car les effets ont strictement varié avec la dose. C'est ainsi que les urines, étant descendues à 2200 le 16, sont remontées à 2400 le 17, sous l'influence de 0,01 cent. en plus d'adonidine.

Le phénomène inverse avait eu lieu auparavant. De 3300 c. cub. émis le 13 avec 0,04 d'adonidine, elles sont descendues à 2900 le 14 avec 0,02 en moins. Enfin, à peine l'adonidine a-t-elle été remplacée par la caféine qu'une différence notable s'est produite ; de 2400 les urines ont baissé d'un tiers. L'influence de ce dernier médicament n'a pas été favorable. Le pouls est redevenu plus irrégulier, moins ample ; les phénomènes de stase n'ont par tardé à réapparaître.

La digitale, tout en ayant une action plus lente que l'adonidine, a eu une influence très favorable. Le pouls s'est relevé et ralenti, les irrégularités sont devenues moins nombreuses, enfin la diurèse a été abondante, et les effets se sont continués plusieurs jours après que le médicament a été suspendu.

Observation III (Personnelle).

Myocardite interstitielle. — Insuffisance mitrale. — Arythmie.

Bellinck, Charles, 61 ans, tisserand, entré le 8 septembre 1884, salle St-Alexis, 6.

Ce malade a été traité pendant trois mois dans le service de chirurgie pour un kyste hématique suppuré du mollet droit. La guérison a été lente à obtenir, probablement en raison du mauvais état de sa circulation. C'est pour cette cause qu'il est envoyé dans le service de médecine.

Le 9. A son entrée on constate que le cœur bat lentement; l'impulsion de la pointe est faible, elle occupe son siège habituel en dessous et un peu en dehors du mamelon. Pas d'hypertrophie, souffle mitral au 1ᵉʳ temps. Le pouls est faible, irrégulier. (*Vide tracé 25*), 66 puls.

Les artères sont légèrement athéromateuses, pas de congestion du foie. Hydrothorax à gauche de la poitrine, et occupant le tiers de la hauteur de la cavité pleurale ; il daterait de un mois. Œdème léger aux membres inférieurs. Pas d'ascite. Urines chargées, assez abondantes, 2150 gr. Pas d'albumine. Selles 2. Régime : lait, œufs, bouillon, limonade vineuse. Le malade ne peut supporter la viande. On prescrit de la *digitale à la dose de 0,50* en macération.

Le 10. Pouls, 66, mêmes caractères. Urines, 2215.

Le 11. Pouls, 53, il est moins fréquent et plus ample. Urines, 2325. Selle 1 (*Vide tracé 26*).

Le 12. La tension artérielle augmente, le pouls est plus fort, plus régulier, 58. (*Vide tracé 27*). Les faux pas du cœur sont moins nombreux. Urines, 2250. Selle, 1.

Le 13. Le pouls est de nouveau moins ample. L'ascension due à la systole ventriculaire se fait en deux temps bien indiqués par le *tracé 28*. Pouls, 50; urines, 1500. Cette diminution de la quantité des urines est due à ce que le malade ne prend plus de limonade vineuse et absorbe moitié moins de lait.

Le 14. Les battements du cœur sont toujours irréguliers et s'effectuent avec lenteur. Pouls, 54; urines, 1400; selles, 2.

Le 15. Pouls 54, plus faible, toujours lent, mais moins irrégulier. Le souffle de la pointe s'atténue, l'épanchement de la base gauche reste stationnaire; l'œdème des jambes a complètement disparu; la digitale a occasionné des vomissements. *On la supprime*. Le pouls est d'ailleurs très lent (*Vide tracé 29*).

Le 16. Le pouls se relève, l'irrégularité est moins accentuée, mais la lenteur est encore plus accusée, 48 (*Vide tracé 30*). Urines, 900; selles, 3.

Le 17. Pouls, 48; l'amplitude est plus marquée, l'irrégularité est la même (*Vide tracé 31*). Urines, 1400; selles, 2. L'épanchement de la plèvre gauche diminue.

Le 18. Pouls, 50. Le malade a pris hier deux cents grammes de café. Le pouls est beaucoup plus bondissant que les jours précédents (*Vide tracé 32*).

Le 19. Pouls, 42; urines, 1600; selles, 2 (*Vide tracé 33*). On prescrit *0,75 de caféine* en potion. Si l'on examine les tracés sphygmographiques du n° 33 au n° 37, pris du 19 au 24 septembre, on verra que l'amplitude du pouls augmente graduellement.

Le 24 septembre, l'hydrothorax a complétement disparu, le malade respire plus aisément.

Le 30 septembre, on donne *1 gr. de caféine*.

Le 1ᵉʳ octobre. Le pouls est plus bondissant et presque régulier.

Voici du 19 septembre au 1ᵉʳ octobre le nombre de pulsations observé chaque jour et la quantité d'urines émises.

	Pouls.	Urines.	Selles.	Traitement.
Le 20.........	48	1150	2	Caféine 0,75
21..........	49	2000	2	Id.
22..........	46	1350	2	Id.
23..........	54	2000	1	Id.
24..........	56	1200	1	Id.
25.........	62	1600	2	Id.
26.........	62	1900	2	Id.
27.........	60	1600	2	Id.

	Pouls.	Urines.	Selles.	Traitement.
28........	63	1700	1	Id.
29........	64	1400	2	Id.
30........	60	1600	1	Id.

La caféine a relevé la fréquence des battements cardiaques.

Le 2. Sous l'influence de 1 gr. de caféine, le malade se plaint d'avoir de l'insomnie. *La caféine est supprimée.* Pouls, 60; urines 1700; selle, 1.

Le 3. Pouls, 68, faux pas nombreux du cœur (8). Urines, 1600; selle, 1.

Le 4. Pouls, 54, petit, irrégulier. Urines, 1600; selles, 2.

On prescrit de *l'adonidine* à *la dose de 0,02*, pour relever le pouls qui commence à faiblir et à redevenir irrégulier (*Vide tracé 38*).

Le 5. Le pouls est un peu plus fort que la veille. Pouls, 60, il est moins lent, l'irrégularité persiste; urines, 1980; selles, 2, Continuer l'adonidine (*Vide tracé 39*).

Le 6. Par oubli, le malade n'a pas pris son adonidine. Pouls, 60, moins ample que le 5. Urines 1800, selles, 4 (*Vide tracé 40*).

Le 7. Le pouls s'est remonté, il est lent, 54; l'irrégularité est un peu moindre, les battements du cœur sont mieux frappés'; 4 faux pas seulement au lieu de 8 constatés le 3; urines, 2300 (*Vide tracé 41*). *Adonidine, 0,04.*

Le 8. Pouls, 54, plein, bien frappé; urines, 2600; selles, 2, (*Vide tracé 42*). Continuer l'adonidine.

Le 9. Le pouls est notablement ralenti, 46. La tension artérielle est considérablement augmentée, la ligne d'ascension du tracé est très oblique. Les battements du cœur sont énergiques mais lents. Les urines ont baissé, 1600. *On supprime l'adonidine* (*Vide tracé 43*).

Le 10. La lenteur du pouls est beaucoup moindre, 60; cette diminution n'est pas apparente sur le tracé 44, à cause des irrégularités. L'amplitude est augmentée, le pouls est moins dur, la ligne d'ascension se redresse. Les battements du cœur sont toujours énergiques. Les urines ont baissé de nouveau, 1500;

selles, 1. Le malade se trouve bien. Le pouls est bon mais toujours irrégulier. Nous devons dire que le malade fait des excès de tabac. (*Vide tracé 44.*)

Le 11. L'amplitude du pouls diminue (*Vide tracé 45*).

A ce moment le malade est laissé au repos.

Du 12 au 24. Le pouls reste lent et irrégulier. Le chiffre des pulsations varie de 60 à 65 au maximum. Le souffle systolique persiste à la pointe. Les urines oscillent entre 12 et 1500 c. cub.

Le 25. Le pouls a repris sa fréquence normale (*Vide tracé 46*) il est légèrement irrégulier et inégal. Ces particularités sont à peine notables au doigt.

L'adonidine a eu ici encore une influence marquée sur le cœur. Le pouls s'est relevé, sa fréquence a augmenté ; mais sous l'influence d'une dose plus élevée (0,04) elle n'a pas tardé à baisser. La tension artérielle s'était accrue, mais le pouls avait perdu de son amplitude, il est toujours resté irrégulier.

Notons en passant les inconvénients qu'ont présentés la digitale et la caféine employées précédemment. La première a déterminé de l'intolérance de l'estomac, la seconde a produit de l'insomnie, deux choses étrangères à l'action de l'adonidine.

L'effet diurétique a été assez net ; de 1600 les urines ont monté en un jour à 1900, puis ont atteint 2600 pour décroître ensuite brusquement jusqu'à 1600.

La digitale et la caféine avaient eu une influence aussi manifeste sur la diurèse.

Observation IV (Personnelle).

Insuffisance mitrale (Dyssystolie).

Risselin Virginie, 59 ans, servante, entre le 29 septembre 1884, salle Saint-Louis, 6. Elle a déjà été traitée dans le service pour une affection stomacale, il y a 3 semaines. Elle est névropathe. Depuis 15 jours, avant sa sortie, elle avait de l'œdème vespéral aux membres inférieurs remontant jusqu'aux genoux. Les battements du cœur étaient légèrement irréguliers, on ne constatait aucun souffle. Pas d'albumine dans les urines. Elle n'avait pu·supporter le régime lacté, et prenait, avec le régime commun, 200 grammes de café par jour. Elle était sortie sans motifs.

Le 29, elle rentre avec un œdème plus accentué des membres inférieurs. Cet œdème est blanc, assez dur, et remonte jusqu'au tronc. Le pouls est très irrégulier. Il est impossible de compter le nombre des pulsations (*Vide tracé* 47). La pointe du cœur occupe son siège normal; on y perçoit un souffle qui ne se produit que par intermittences. Pas d'hypertrophie. Pas d'albumine dans les urines.

A l'auscultation de la poitrine, on entend des râles de congestion aux deux bases, mais plus nombreux à gauche.

La quantité des urines est à peu près normale, 1200. Selles, 2.

	Pulsations.	Urines.
Le 30 septembre..	76	1500
Le 1ᵉʳ octobre.....	78	1900
Le 2 »	74	1400

Le pouls a peu changé depuis le moment de l'entrée; il est cependant un peu plus fort; on peut compter le nombre des battements du cœur. Le souffle mitral s'est accentué légèrement, il est plus facile à percevoir en raison de la plus grande netteté des impulsions cardiaques. L'œdème est très diminué.

Le 3. Pouls, 72. Urines, 1100. On prescrit *0,02 d'adonidine*, pour combattre l'irrégularité et l'inégalité du pouls.

Le 4. Urines, 2300. Selles, 2. Le pouls est (*Vide tracé* 48) toujours très irrégulier, on ne peut compter le nombre des pulsations. Il est cependant assez ample et moins inégal dans l'ensemble de ses pulsations.

Le 5. La malade n'a pas eu d'adonidine par suite d'un oubli. Le pouls est moins fort (*Vide tracé* 49). Ses autres caractères sont les mêmes. Urines, 1900. Selle, 1.

Le 6. La malade a pris 0,02 d'adonidine. On ne constate pas de changement dans l'état du cœur ni de la circulation.

Le 7. Le pouls est mieux frappé, il est plus ample, mais présente encore des systoles avortées (*Vide tracé* 50). L'œdème des membres inférieurs a presque complètement disparu. Urines, 1200. Selle, 1. Traitement, *0,04 d'adonidine*.

Le 8. La tension artérielle est notablement accrue, les battements du cœur sont très ralentis, le pouls est plus ample mais très inégal. Le souffle de la pointe du cœur s'entend à de rares intervalles. Pouls, 54 (*Vide tracé* 51). Urines, 1100. Selle, 0. Adonidine, 0,04.

Le 9. La tension a considérablement augmenté dans le système artériel, le pouls est presque régulier, il est peu fréquent, 46, plein et dur (*Vide tracé* 52). Les irrégularités sont surtout perceptibles à l'auscultation du cœur. Urines, 1100. Selle, 1. *On suspend l'adonidine* à cause de la trop grande diminution du nombre des battements cardiaques.

Le 10. Le pouls est moins lent, 60, plus bondissant, très inégal; la tension est moins forte dans le système artériel; l'irrégularité a réapparu d'une façon très nette (*Vide tracé* 53). Urines, 1100. Selle, 1.

Le 11. Pouls, 72, moins ample. Les urines restent stationnaires.

Le 12. Pouls, 96, ondulant. Urines, 800. Selles, 2. (*Vide tracé* 54).

Le 13. Pouls mou et toujours très irrégulier. Urines, 900. On prescrit, *0,50 de caféine*.

Le 14. Le pouls est devenu un peu plus ample (*Vide tracé* 55). La diurèse a augmenté. Urines, 1100. Caféine, id.

Le 15. Pouls, 98, encore plus ample, mais très irrégulier et inégal. Urines, 1000. *Caféine 0,75. (Vide tracé 56)*.

Le 16. Pouls, 90, fort. Urines, 1100. Caféine, id.

Du 17 au 19, le pouls reste irrégulier, l'amplitude augmente, la fréquence se rapproche de la normale, 78. Les urines restent fixes, 1100. Caféine, id.

Le 20. Le pouls est régulier (*Vide tracé* 57) et lent, 60 ; il est bien frappé ; les contractions cardiaques sont énergiques. La malade dit qu'elle se trouve excitée depuis qu'elle prend sa potion de caféine, le sommeil ne paraît pas être troublé car elle dort bien. Urines, 1100.

Le 21. Le pouls reste régulier, sa fréquence est normale, 74. Urines, 1100. Caféine, id.

Le 22. L'irrégularité et l'inégalité du pouls ont reparu, la fréquence a augmenté, 92. L'amplitude est moins marquée. La malade a de l'œdème vespéral, depuis deux jours qu'elle se lève Urines, 1000.

Le 23. Pouls, 84, avec les mêmes caractères que la veille. Urines, 1200. Caféine, 1 gramme.

Le 24. Le pouls est plus ample, les grandes systoles cardiaques sont plus nombreuses, mais les battements sont encore très irréguliers (*Vide tracé* 58). Urines, 1100.

Le 25. Rien de particulier. Urines, 1200.

Le 26. Les battements du cœur sont assez énergiques, le pouls est encore irrégulier et inégal (*Vide tracé* 59). Les urines restent stationnaires. Il existe toujours de l'œdème vespéral dès que la malade se lève et lors même qu'elle reste assise. La position horizontale le fait disparaître. *On suspend la caféine.*

Le 27. La malade sort sans autorisation.

L'adonidine a eu ici des effets très marqués sur le cœur. Elle a augmenté l'énergie de ses contractions, accru la tension artérielle, ralenti et régularisé presque complètement le pouls. (*Comparez tracés* 47 et 52).

La caféine a eu des effets assez notables sur le cœur, le résultat produit a été de même ordre, mais à un degré moindre. Ainsi, le pouls a été moins ralenti, et on n'a pas été obligé de suspendre le médicament comme avec l'adonidine.

L'action diurétique a été nulle.

Notons enfin que les effets de l'adonidine n'ont pas persisté après la cessation de l'usage du médicament ; le pouls est redevenu fréquent et irrégulier, il n'y a donc pas eu de phénomène d'accumulation comme cela se produit avec la digitale.

La persistance de l'irrégularité des battements du cœur nous porte à croire que ce phénomène était dû plutôt à l'état névropathique de la malade qu'à sa lésion cardiaque.

OBSERVATION V (Personnelle).

Insuffisance mitrale et rétrécissement mitral.

Gevraerts J.-B, 38 ans, journalier, entre le 25 mars 1884, salle Saint-Laurent, 15.

Ce malade ne présente aucun antécédent morbide ; il est fumeur mais nullement alcoolique. Il présente actuellement des accidents dont le début remonte à 4 mois. Il eut d'abord des troubles gastriques, tels que douleurs, flatulence, vomissements ; il accuse même un accès de dyspnée avec angoisse qui dura près d'une journée. Depuis, les accidents ont augmenté de fréquence surtout la nuit, et, chaque fois, c'est l'état de l'estomac qui paraissait dominer la scène.

Aujourd'hui, le pouls est petit et très irrégulier. La pointe du cœur bat à 13 cent. de la ligne médiane dans le 5ᵉ espace intercostal. L'impulsion n'est pas accrue, il existe un souffle systolique très net, rude et profond à la pointe ; le 2ᵉ bruit est dédoublé. Rien du côté du poumon. Pas d'œdème des membres inférieurs, mais il y en a eu antérieurement à différentes reprises. Rien du côté de l'estomac, sinon un peu de sensibilité de la région correspondante. Traitement: Gouttes amères de Baumé IV, convallaria 0,25, pepsine 0,50.

Sous l'action de ce traitement, les symptômes s'amendèrent rapidement; mais la douleur stomacale nécessita l'application d'un vésicatoire. Il n'en fut pas de même des troubles cardiaques; le convallaria fut impuissant à les modérer. Le pouls restait très irrégulier et les pulsations variaient d'intensité. Pendant 5 jours, on administra 0,30 de digitale en macération. L'action fut prompte et satisfaisante, et, lorsqu'on cessa le médicament, le pouls était presque régulier.

Depuis, le malade s'est senti beaucoup mieux; sa face est très colorée, il n'est plus question de troubles gastriques, ni de dyspnée, mais il existe toujours une douleur sourde à la région précordiale. Les battements cardiaques surtout, occasionnent une gêne qui lui est très pénible. L'impulsion du cœur est très accrue, la pointe bat toujours très bas et en dehors du mamelon. Le souffle systolique dont elle est le siège persiste et s'entend plus loin. On perçoit aussi un souffle systolique profond à la base au niveau du sternum, dans le voisinage de la 2e articulation chondro-costale. On prescrit 3 grammes de bromure de potassium, lait et pepsine 0,5. Pointes de feu tous les 4 jours sur la région précordiale.

Le 28 Juillet (1) sous l'influence du traitement, l'état général s'est notablement amélioré; mais, après des alternatives de mieux, les accidents cardiaques n'ont pas cessé ni varié. La face est toujours rouge, le pouls petit, irrégulier, inégal. Depuis quelque temps, l'attention est attirée sur les urines et sur la possibilité d'une néphrite interstitielle. On a remarqué que les urines sont claires et abondantes. Le malade en émet 2 litres et demi à 3 litres en moyenne par jour. Pas d'albumine. Cercle très net d'uro-hématine par l'acide nitrique.

(1) C'est à ce moment, qu'étant interne chez M. le professeur Desplats, nous avons repris l'observation. C'est à son obligeance bienveillante que nous devons les détails qui précèdent.

A l'examen du cœur, on constate toujours une hypertrophie énorme, sans que cependant la paroi en soit soulevée. A l'auscultation, souffle systolique très rude à la pointe, en dehors du mamelon. En se rapprochant de l'appendice xyphoïde ce souffle s'atténue et le 2° bruit se dédouble.

A la base, accentuation plus prononcée du 2° bruit à la hauteur des 2° et 3° espaces intercostaux, dédoublement au niveau du sternum. On s'est demandé s'il n'y aurait pas de symphyse avec dilatation. Les motifs qui font [croire à cette hypothèse sont : le défaut de proportion entre le volume de l'organe et l'énergie des contractions. Lorsqu'on fait lever le malade, la pointe s'abaisse manifestement de 1 centimètre.

Le 1er août (*Vide tracé* 60), on prescrit *0,50 de caféine* en potion. Jusqu'à ce moment, les urines ont oscillé entre 2400 et 2500.

Le 2. Pas de changement dans le pouls. Urines, 2300. *On suspend la caféine*, qui a occasionné de l'insomnie par suite d'excitation cérébrale dont le malade se plaint beaucoup.

Le 3. Pouls, 72; urines, 2100. On prescrit *0,40 centig. de digitale* en macération.

Le 4. Le pouls est notablement ralenti, 54, il est plein et dur. En palpant l'artère, on croit sentir un tendon. Les battements du cœur sont mieux frappés. On réduit la dose de digitale à 0,30 (*Vide tracé* 61); urines, 2400.

Le 5. Urines, 2500 (*Vide tracé* 62). La tension artérielle est sensiblement accrue, le pouls est dur, très lent, 46, toujours irrégulier mais moins inégal. Le malade se trouve beaucoup mieux, il n'accuse plus de palpitations. Le pouls ayant une tendance à devenir filiforme, *on suspend la digitale*.

Le 6, Urines, 3000. Le pouls est moins lent, 60, moins dur et plus ample. Le malade accuse des douleurs lombaires.

Le 7. Urines, 2850. Rien de particulier pour le pouls; tension toujours forte, la ligne d'ascension du tracé est encore très oblique (*Vide tracé* 63). On prescrit 8 ventouses scarifiées dans la région lombaire, afin de calmer les douleurs qui n'ont pas cessé depuis hier.

Le 8. Urines, 2850; pouls, 63, plus ample, moins dur; la tension artérielle diminue, la ligne d'ascension se relève dans le tracé (*Vide tracé* 64), l'arythmie est moins prononcée, l'inégalité a presque disparu.

	Urines.	Selles.	Pouls.
Le 9..........	2450	1	60
10..........	2900	0	64
11..........	3000	0	60
12..........	2450	1	58
13..........	2900	0	62
14..........	2900	0	56
15..........	2300	2	60
16..........	2900	1	64
17..........	2800	0	56 petit

irrégulier. Les palpitations ont reparu, et avec elles, l'angoisse précordiale.

	Urines.	Selles.	Pouls.
Le 18..........	3050	0	58
19..........	3150	0	58
20..........	3250	1	60

Les battements du cœur sont toujours irréguliers (*Vide tracé* 65). Pouls petit. *On prescrit 0,02 d'adonidine.*

Le 21. Urines, 3900; selle, 0. Pouls, 51, lent, dur; à certains moments, il semble que le cœur soit en arrêt momentané *Vide tracé* 66). On continue l'adonidine, et on ordonne 2 pilules purgatives.

Le 22. Urines, 3600; pouls moins lent, 63 et moins irrégulier. Le dédoublement du 2° bruit à la pointe est intermittent. Adonidine, 0,02.

Le 23. Urines, 3 litres; pouls, 60, plus bondissant moins tendu, toujours irrégulier (*Vide tracé* 67).

Le 24. Urines, 2600. Pouls, 80, mêmes caractères. Les battements du cœur sont moins violents. Le malade accuse un mieux sensible. On prescrit, adonidine 0,04.

Le 25. Le pouls est redevenu dur, plein et lent, 50. La tension artérielle a augmenté, la ligne d'ascension du tracé s'est de nouveau inclinée (*Vide tracé* 68).

Le 26. Urines, 2650; selle, 1. Le malade, par erreur, n'a pas eu d'adonidine. La tension artérielle a diminué, la ligne d'ascension se relève (*Vide tracé* 69). Le pouls est moins lent, 60. Adonidine, 0,02.

Le 27. Urines, 2400; le pouls, 60, moins tendu (*Vide tracé* 70). Les palpitations ont cessé. Il n'existe pas de changement dans les irrégularités des battements du cœur. — Urines toujours abondantes, claires, non albumineuses, 3300.

Le 28. Sous l'influence de 0,04 d'adonidine, les contractions cardiaques sont devenues plus énergiques (*Vide tracé* 71); le pouls reste lent, 54; urines, 3 litres; selles, 2; on continue l'*adonidine à la dose de* 0,04.

Le 29. Pouls plus plein, moins ample, et encore moins fréquent, 50 puls. par minute. Urines, 3100. *On supprime l'adonidine.*

Le 30. Le pouls est irrégulier et lent, 50. Le malade se trouve mieux parce que, son cœur bat plus lentement (*Vide tracé* 72).

Le 31. Pouls, 60 ; urines, 3100.

Le 1ᵉʳ septembre. Pouls, 60. Le pouls reprend ses caractères primitifs, l'irrégularité augmente ; la ligne de descente du tracé est tremblée.

Le 2. Urines, 3500; pouls, 62. Le malade souffrant moins, et fatigué de son séjour à l'hôpital, demande à sortir.

Son état général s'est notablement amélioré sous l'influence du repos et de la bonne nourriture. L'état de son cœur est resté stationnaire, mais les palpitations sont devenues moins fréquentes.

Le 20. Ce malade rentre présentant à peu près les mêmes accidents cardiaques que ceux qui sont notés au commencement de cette observation. Il se plaint de palpitations et de douleur rétro-sternale. La pointe du cœur bat dans le 5ᵉ espace intercostal à 13 cent. de la ligne médiane. On y perçoit toujours à l'auscultation un souffle systolique rude et profond. Rien au poumon. Pas d'œdème nulle part. Le malade se plaint de ne pas avoir d'appétit. M. le docteur Augier suppléant M. Desplats ordonne 0,50 de *convallaria* (*potion d'extrait*).

Le 23. A ce moment, le pouls est inégal, irrégulier, peu fréquent, 59. L'artère produit sous le doigt la sensation d'un tendon (*Vide tracé* 73). Les urines sont claires, abondantes (2900 à 3200), non albumineuses.

Le convallaria fut administré pendant 10 jours, à doses croissantes, jusqu'à 0,70 cent. en pilules d'extrait aqueux. Le pouls devint plus ample et plus plein, mais finit par revenir à son état primitif. Les palpitations calmées au début reparurent le 1er octobre, avec une irrégularité plus grande du pouls.

La diurèse n'a pas été influencée par le convallaria; le sujet d'ailleurs est polyurique.

Voici les indications recueillies jour par jour pour le pouls et les urines, du 22 Septembre au 10 Octobre.

Pouls.	Urines.	Convallaria.
22... 52	2.800	—
23... 59	3.500	—
24... 60	3.500	0,50
25... 54	2.900	0,50
26... 54	3.000	0,60
27... 56	3.400	—
28... 60	2.200	0,60
29... 64 moins irrégulier (*V. tracé* 74)	2.300	0,60
30... 62 id.	2.500	0,60
31... 76	2.700	0,60
1er... Très irrégulier (*Vide tracé* 75)	3.200 Le malade a bu davantage	0,70
2.... id.	2.800	0,70
3.... 88	2.700	0,60
4.... 56	2.800	0,60
5.... Petit très irrégulier	2.300	Suspendu
6.... 66	3.500 Le malade a bu davantage	»
7.... 80	2,900	»
8.... 78	2.800	»
9.... 90	2.800	»
10... 78	2.700	»

L'état du malade ne s'est pas sensiblement amélioré. Le mieux que celui-ci accuse paraît plutôt dû au repos et à la bonne nourriture qu'à l'influence de la médication.

Les quatre médicaments cardiaques ont été employés, mais sans produire d'amélioration marquée et durable. L'individu étant polyurique, la diurèse est toujours restée abondante, et aucun traitement ne l'a fait varier. Quant au cœur, il a subi l'influence plus on moins marquée de chacun.

Pour ne parler en ce moment que de l'adonidine, nous pouvons dire qu'elle a rapidement élevé la tension artérielle comme la digitale. Le pouls s'est ralenti, mais moins qu'avec cette dernière, puisqu'il n'est descendu qu'à 50 au lieu de 46. L'influence sur le rythme a été insignifiante. Enfin, il n'y a pas eu d'accumulation, les effets ont disparu avec la suppression du médicament.

Effets thérapeutiques de l'adonidine.— Tous les cliniciens, qui jusqu'ici ont employé l'adonide, s'accordent à lui reconnaître des propriétés analogues à celles de la digitale. D'après Bubnow (1), qui l'employa le premier en clinique, elle augmente l'énergie des contractions cardiaques, régularise le pouls et en diminue la fréquence. De plus elle s'élimine rapidement et ne donne pas lieu à une action secondaire due à l'emmagasinement de la substance dans l'organisme. Elle serait contre-indiquée dans les cas où le cœur hypertrophié se contracte fortement. Bubnow n'a pas obtenu de résultat dans les

(1) *Bubnow.* Op. cit.

formes nerveuses des maladies du cœur, telles que la maladie de Basedow.

Cervello a expérimenté l'adonidine, seulement sur les animaux, et a constaté que, pas plus que l'adonide elle ne donne lieu à des phénomènes d'accumulation. Sauf cette particularité, son action serait analogue à celle de la digitaline.

D'autres observateurs sont arrivés exactement aux mêmes résultats, et cela dans des cas nombreux. Parmi eux, nous citerons Altmann et Leyden qui en ont fait l'objet d'une longue communication à la Société de médecine interne de Berlin (juin 84).

Un d'entre eux, Leublinski, a reproché à l'adonide d'avoir produit des nausées, des vomissements et de la diarrhée. Pour notre part, nous ne croyons pas ce reproche fondé, aucun autre observateur n'ayant noté de pareils accidents. Nous avons eu occasion de les constater dans un cas (Voyez obs. I), mais ils étaient dus évidemment à l'absorption d'une dose trop élevée, qui dès lors était toxique.

Une fois la dose diminuée, ces accidents n'ont jamais reparu, et nous ne les avons vus dans aucun autre cas. Lenhartz qui a fait usage du médicament sur des sujets assez nombreux n'a jamais observé d'influence fâcheuse sur la digestion.

Outre l'action que possède l'adonidine sur le cœur, elle a encore la propriété d'augmenter notablement la quantité des urines, et de résoudre ainsi les hydropisies et les œdèmes. Ce fait constaté d'abord par Bubnow, a été vérifié maintes fois par Lenhartz et Leublinski.

Michaelis a rapporté une observation dans laquelle la digitale ayant été impuissante à provoquer la diurèse,

il vit, sous l'influence de l'adonide, les urines augmenter dans la proportion de 30 %. Altmann en cite
deux recueillies avec Leyden, où la diurèse fut abondante
grâce à l'adonide, et malgré l'usage simultané de la
morphine, ce qui, d'après Riegel, aurait dû affaiblir
son action (1).

Si maintenant, nous passons en revue les cas dans lesquels nous avons employé l'adonidine, nous voyons que
dans tous elle a eu une action identique et constante. En
effet, toujours elle a élevé la tension artérielle, diminué
la fréquence du pouls, augmenté l'énergie des contractions cardiaques; mais, elle a moins contribué a régulariser le rythme et l'intensité des battements du cœur.
Toujours son action a été rapide et, une fois suspendu,
le médicament n'a donné lieu à aucun des phénomènes
qui auraient pu se produire s'il s'était accumulé dans
l'organisme.

L'influence sur la diurèse n'a été très marquée que
dans un cas. Il s'agit du sujet qui fait l'objet de l'observation II, et qui était atteint d'insuffisance mitrale avec
stases viscérales. Les urines ont doublé, en 24 heures, et
au bout de huit jours, les phénomènes de stase avaient
disparu, la respiration était devenue facile et régulière.
Les autres cas étaient peu favorables pour étudier cette
action, qui néanmoins n'a pas été nulle.

Notons enfin que l'adonidine n'a jamais donné lieu à
des phénomènes d'intolérance. Une fois, le malade s'est
plaint de céphalalgie avec battements dans les tempes,
mais il serait difficile de préciser si les inconvénients
sont dus aux 4 centigr. d'adonidine qu'il avait absorbés.

(1) *Semaine médicale*, juin 1884.

Seule, la coïncidence de leur disparition avec la diminution de la dose, permet à la rigueur d'établir une relation
de cause à effet. Pour nous qui avons suivi le malade,
nous ne croyons pas à sa réalité.

En résumé, nos observations sur l'*adonidine* nous
permettent de dire que ce glucoside possède les mêmes
propriétés mais à dose beaucoup moindre que l'*Adonis
vernalis* dont il est extrait, et dont les effets ont été
constatés pour la première fois par Bubnow.

Aussi pouvons-nous dire que ce principe, à la dose de
0,02 :

1° Augmente la tension artérielle ;

2° Régularise les battements du cœur;

3° Diminue la fréquence du pouls ;

4° Accroît l'énergie des contractions cardiaques ;

5° Agit avec rapidité, et que son action ne se continue
pas dès qu'on le supprime ;

6° Augmente rapidement la diurèse ;

7° Ne donne pas lieu à des phénomènes d'intolérance.

8° Ses indications nous paraissent être les mêmes que
celles de la digitale.

L'action de l'adonidine ayant été étudiée, il sera facile
de saisir les rapports que nous établirons entre elle et
les autres médicaments cardiaques. Mais avant d'établir
une comparaison, nous allons exposer, en les faisant
suivre d'un bref commentaire, les observations que nous
avons recueillies sur l'emploi de la digitale, de la caféine
et du convallaria.

CHAPITRE III

OBSERVATIONS CLINIQUES (Suite).

L'ordre que nous avons adopté dans le classement de nos observations, est uniquement basé sur les rapprochements que nous avons pu faire, à l'occasion de l'action produite par tel ou tel médicament sur le cœur ou sur les reins.

En groupant les observations offrant quelque analogie ou présentant des contrastes frappants, nous avons cru qu'il serait plus facile, après leur simple lecture, d'entrevoir les différences d'action des quatre agents thérapeutiques employés, et de prévoir les conclusions auxquelles nous sommes arrivé par l'analyse.

OBSERVATION VI (Personnelle).

Meurant Augustin, 58 ans, blanchisseur, entre le 31 juillet 1884, salle St-Laurent, 17.

Ce malade emphysémateux a eu une attaque assez violente de coliques de plomb il y a quelques mois. Plusieurs fois, à la suite de fatigues, il a eu de l'œdème des jambes qui disparaissait par le repos.

Actuellement, ses jambes sont œdématiées depuis 5 jours; c'est en raison de cette persistance qu'il entre à l'hôpital.

L'œdème est moyen, il est mou et blanc. Du côté du cœur on constate un souffle doux à la pointe, au-dessous du mamelon. Le pouls est d'une fréquence normale, légèrement irrégulier (*Vide tracé* 76), et d'une amplitude moyenne. Dans la poitrine, on entend des râles nombreux de bronchite. Pas de dilatation des jugulaires. Pendant 4 jours, sous l'influence du repos, l'œdème à presque disparu; le souffle systolique à la pointe est très atté nué; le second bruit de la base est encore renforcé. Les urines sont normales, claires, et présentent par l'acide nitrique un cercle très net d'uro-hématine.

Le 3 août. Le pouls est encore un peu irrégulier et inégal.

On prescrit 0,25 *de digitale* en macération.

Le 5. Le pouls est un peu ralenti, 70; il est régulier et ne présente plus d'inégalités (*Vide tracé* 77). Urines, 1750; selles, 2. Digitale, 0,25.

Le 6. Le pouls a une amplitude notablement plus élevée que la veille, le sommet présente un léger plateau. Fréquence 72, (*Vide tracé* 78). Urines, 1800. Selles, 2. Digitale, 0,25

Le 7. Le pouls est plus dur et plus lent, 67 ; le soulèvement de l'artère est moins brusque. Urines, 1760. Selles, 2. Continuer la digitale.

Le 8. Pouls plus ample et plus bondissant. Trémulation pendant la diastole; fréquence, 72. Urines, 1500. Selle, 1. Digitale, id.

Le 9. Rien de particulier du côté du pouls.

	Urines.	
Le 9	1800	Même traitement.
10	1600	id.
11	1850	id.
12	1700	*Plus de digitale.*
13	1625	Pouls ample, régulier, ralenti,

66, mais normal (*Vide tracé* 79).

Le 14. Urines, 2800. Le pouls est tout à fait normal, il bat à 70.

On ne perçoit plus de souffle à la pointe. Il n'existe plus d'œdème.

Le malade demande à sortir.

La digitale dans le cas présent n'a pas eu d'influence

sur la diurèse. Son action sur le cœur a été nette, bien que la dose employée ait été peu élevée. Le pouls a gagné de l'amplitude et s'est régularisé ; les battements du cœur sont devenus plus énergiques.

Dans l'observation suivante, où le malade présentait à peu près les mêmes symptômes, la caféine a produit des effets diurétiques marqués, mais le cœur a été moins influencé.

Observation VII (Personnelle).

Le 19 août 1884, entre à l'hôpital Ste-Eugénie, salle Saint-Alexis, 3 le nommé Barthélemy Tredez, cérusier.

Il y a 3 semaines, cet individu fut traité dans le service pour des coliques saturnines. Après un traitement de 8 jours, les symptômes d'intoxication s'amendèrent et le malade sortit se croyant guéri. A ce moment, il avait présenté à son entrée un peu d'œdème des jambes qui avait cédé au repos ; les battements du cœur étaient irréguliers. Un souffle très léger, systolique à la pointe, constaté à son arrivée, n'a plus reparu.

Le 19 août, il rentre pour de nouvelles coliques. Le malade n'a pas travaillé depuis sa sortie, mais il a repris ses habits de travail imprégnés de céruse en poudre.

Son pouls est irrégulier, il n'a pas d'œdème des jambes, ses urines ne sont pas albumineuses, elles sont peu abondantes, 850 cent. cub. dans les 24 h. Selles, 2. Pouls, 66 (*Vide tracé* 80).

Sous l'influence d'un traitement approprié, les symptômes d'intoxication disparurent rapidement mais les urines restèrent toujours courtes.

Le 22 on prescrit 0,50 *de caféine* pour régulariser le pouls et favoriser la diurèse.

Le 23. Les urines ont doublé, 1580 cent. cub. en 24 heures. Selles, 3.

Le pouls est plus ample, toujours irrégulier, mais plus plein et plus rapide ; 74 pulsations à la minute (*Vide tracé* 81).

Le 24. Urines, 1400; selles, 2; pouls, 78; il a conservé ses mêmes caractères que la veille.

Le 25. Urines 1600; selles, 2; pouls, 93, plus fort et régulier (*Vide tracé* 82).

Le 26. Urines, 1750; selles, 4; pouls, 78, régulier. *On suspend la caféine.*

Le 27. Urines 1700; selles, 2. Le pouls est redevenu légèremen irrégulier, il est plus lent, 66.

Le 28. Urines, 1900; selles, 2; pouls, 60, régulier.

Le 29. Urines, 1850; selles, 2; pouls, 76, irrégulier.

Le 30. Urines, 2100; selles, 3. Le pouls présente des irrégularités intermittentes (80 puls.) Il est moins plein et moins bondissant que pendant l'administration de la caféine.

Le 31. Rien de particulier. Les urines se maintiennent à un niveau toujours élevé, 2200 dans les 24 heures. Pouls, 72, régulier.

Le 1er septembre. Le pouls est tout à fait régulier, 66 pulsations; urines, 2200. Le malade demande à sortir.

Comme on a pu le remarquer ici, la caféine s'est montrée excellent diurétique. Dès le lendemain de son administration, les urines ont doublé, et se sont maintenues au même taux pendant toute la durée de son absorption. Le pouls ne s'est pas ralenti sous son influence, mais la tension artérielle a été accrue, elle est revenue à sa valeur primitive dès qu'on a cessé l'emploi du médicament. Quant à l'action régulatrice, elle a été obtenue, mais non d'une façon permanente.

Dans l'observation suivante que nous empruntons à M. Huchard, la caféine a montré tout ce qu'il était permis d'attendre d'elle dans certains cas où la circulation est gravement compromise. Nous allons la reproduire en partie en raison de sa grande importance.

Observation VIII de M. Huchard (Résumée) (1).

Une femme de 45 ans entre dans mon service à Tenon. Outre son état emphysémateux ancien, elle a un rétrécissement mitral, une insuffisance tricuspidienne, avec pouls veineux jugulaire accentué, ascite, hydrothorax et œdème considérable des membres inférieurs. Le pouls est petit, inégal; les urines sont albumineuses.

La dyspnée est intense, la face cyanosée.

L'intolérance de l'estomac ne permet pas de donner de la digitale, on eut recours à la *caféine, à la dose de 0,50*. Les urines de 150 montèrent à 800 c. cub.; le pouls devint fort et régulier. Au bout de 3 semaines, la diurèse avait atteint graduellement 3000 gr. d'urine et les phénomènes d'asthénie cardiovasculaire avaient disparu.

De nouveaux accidents, moins marqués que les premiers, reparurent à la suite d'imprudences, et cédèrent à l'empoi de la caféine, après s'être montrés rebelles à l'action de la digitale. On dut aller jusqu'à *2 gr. 30 de caféine par jour*. Le tableau annexé à l'observation montre que les urines ont atteint, dès le lendemain de l'emploi de la caféine, le chiffre qu'elles ont toujours conservé, c'est-à-dire de 15 à 1700 grammes. Sous l'influence d'une dose de 1 gr. elles ont dépassé 2000.

Cette observation est remarquable au point de vue de l'action diurétique rapide de la caféine, et peut, à ce point de vue, être rapprochée de celles qui précèdent.

L'action sur le pouls ne s'est fait sentir qu'au quatrième jour de l'emploi du médicament. De petit, inégal et dépressible, celui-ci est devenu fort et régulier.

Notons en outre, que dans ce cas la digitale n'a rien

'1) In *Bulletin de Thérap.*, pages 103 et 148.

produit et que, la première fois, il y a eu contre-indica-
tion à son emploi.

Dans l'observation suivante, les effets ont été inverses :
c'est la digitale qui a produit le meilleur résultat, elle
a eu une action plus marquée que la caféine sur le
cœur et sur la diurèse. Malgré cela, comme on le verra,
l'état du malade ne s'est pas amélioré.

OBSERVATION IX (Personnelle).

Cœur droit forcé.

J.-B. Bidalot, 60 ans, journalier, entre le 30 juin 1884, salle
Saint-Honoré, service de M. Desplats.

Deux fois ce malade a déjà été traité antérieurement pour les
mêmes accidents, et guéri à la suite d'une saignée. Une 3ᵉ fois
il rentre atteint de bronchite aiguë. Notons qu'il est emphysémateux.

La face présente une coloration rouge vineuse ; les lèvres
ont une teinte violacée. Les jugulaires sont gorgées de sang et
animées de deux battements surtout perceptibles pendant l'inspiration : ces deux battements sont la propagation des systoles
auriculaires et ventriculaires. Les contractions du cœur sont énergiques mais régulières ; on ne perçoit aucun souffle à l'auscultation.

Les jambes sont fortement gonflées ; l'œdème est dur, lisse, et
présente une teinte vineuse.

Les urines sont courtes, chargées et colorées (700).
Repos.

Potion { KI. 0 gr. 50.
{ sp. diacode, 20 grammes.

Pendant dix jours, M. Desplats prescrivit du vin diurétique à
la dose de 60 grammes. Les urines atteignirent progressivement
le chiffre de 4 litres. On doubla la dose d'iodure.

Le 13 Juillet. La malade se trouve mieux, mais l'œdème est lent à disparaître. Les jugulaires sont moins gorgées de sang, quoique cependant leur relief soit encore nettement apparent sous la peau. — On ordonne *0 gr. 80 de caféine.*

Le 14. Les urines restent à 4 litres.

Le 15. Par erreur le malade n'a pas pris sa caféine. Les urines ne se sont pas moins maintenues au taux précédent.

Le 16. La caféine de la veille a été absorbée avec celle du jour même. Cette dose double a donné au pouls un peu plus d'amplitude. Pendant la nuit, le sujet a présenté des phénomènes d'excitation cérébrale ; il a prononcé pendant plusieurs heures des paroles incohérentes. Caféine, 0,80.

Le 17. Depuis deux jours l'œdème a notablement diminué, les urines baissent, 2500 au lieu de 3500. Caféine, id.

Le 18. Urines, 2000. Caféine, id.

Le 20. L'œdème a totalement disparu ; *on cesse la Caféine,* mais on continue l'iodure à la dose de 1 gr.

Il n'existe plus de gonflement ni de battements des jugulaires.

Jusqu'au 30, l'état du malade s'améliore de plus en plus ; la poitrine est devenue libre, le sujet se croit guéri.

Dans la journée du 30, il est repris de bronchite aiguë, et les accidents asphyxiques se reproduisent avec rapidité. (Ce malade passionné pour le tabac avait fumé dans un couloir au milieu d'un courant d'air.)

Le 31. Les jugulaires redeviennent très apparentes. La face est vultueuse, les battements du cœur sont précipités, le pouls est ample et dicrote ; les urines sont courtes (700 gr.) et chargées. M. Desplats prescrit 0,75 *de caféine* à prendre dans les 24 h., d'heure en heure.

Le 1er août. L'œdème des jambes remonte jusqu'au genou. Léger nuage d'albumine dans les urines. Râles sonores nombreux et disséminés dans toute la poitrine surtout à gauche. La dyspnée est intense, les lèvres sont cyanosées ; on applique 40 ventouses sèches sur la poitrine.

Le pouls est devenu légèrement plus petit. La dyspnée ne diminue pas, on pratique la ligature des membres à leur racine, pendant 4 heures. Les urines de la veille ont augmenté, 900. Selles, 7. Continuer la caféine.

Le 2. Sous l'influence de la ligature, les membres se sont fortement œdématiés; le malade accuse un mieux sensible. Urines, 800. Selles, 8.

Le 3. Les membres supérieurs ont repris leur volume normal, mais l'œdème des membres inférieurs a gagné le tronc. L'état du malade ne fait qu'empirer. La dyspnée est toujours croissante. M. Desplats ordonne une saignée.

Le 4. Sous l'influence de la soustraction de 300 gr. de sang, la dyspnée a diminué. La respiration est moins embarrassée, mais l'œdème est resté stationnaire. Les bourses sont tellement œdématiées que leur volume peut être comparé à celui de la tête d'un enfant de 6 mois.

La caféine, continuée à la dose de 0,75 pendant 3 jours, n'a amené aucune amélioration.

Le 4 Les urines étaient à 400 c. cub. par jour.

Le 5 elles atteignirent 500; selles, 5.

Le 6 elles atteignirent 400; selles, 4.

Le 7 elles montèrent à 600 ; selles, 5. Le pouls, qui avait un moment repris de l'amplitude, est redevenu petit. *On supprime la caféine.*

Le 8. Urines, 500; selles, 5. On donne 40 gr. de vin diurétique. Pendant 8 jours, il ne produisit rien. L'eau-de-vie allemande, à la dose de 30 gr., n'exerça aucune influence sur l'état général de la circulation, quoique cependant les selles furent nombreuses pendant 6 jours. La diurèse resta ce quelle était.

Le 16. M. Desplats prescrit 60 gr. de vin diurétique.

	Urines.		Selles.	Vin diurétique.
Les urines augmentent,	1000 c. cub.		7	60 gr.
Le 17................	1100	id.	6	id.
Le 18................	2250	id.	6	id.
L'œdème des bourses diminue.				
Le 19................	1750	id.	6	id.
Le 20................	2100	id.	7	L'œdème des

bourses a disparu, celui des membres inférieurs diminue.

	Urines.	Selles.	Vin diurétique.
Le 21.............. .	2000 c. cube	7	60 gr.
22...............	2400	7	id.
23...............	2600	5	L'œdème a notable-

ment diminué, il est moins dur ; la respiration a repris son rythme normal. Il existe encore quelques râles sonores aux bases. La face a repris sa coloration habituelle.

	Urines.	Selles.	Vin diurétique.
Le 24................	2800	5	id.
25................	1850	5	id.
26................	2300	4	id.
27................	2200	4	id.
28................	3200	4	id.
29................	3200	4	id.
30................	2800	5	Plus d'œdème.

Du 31 août au 5 septembre, les urines ont oscillé entre 1900 et 2300. L'état général est bon, le malade sort le 10. Il était depuis 10 jours chez lui, quand il fut atteint d'une nouvelle bronchite. Trois jours après, c'est-à-dire le 23 septembre il rentrait à l'hôpital, salle St-Laurent, 20, présentant les mêmes symptômes qu'il y a deux mois.

M. Augier, suppléant à ce moment M. Desplats, prescrit 40 grammes de vin diurétique pour obtenir des urines plus abondantes ; car le malade n'en émet que 250 à 300 c. cub. par jour. Les jambes et les bourses sont très œdématiées. Pendant 8 jours, le vin diurétique ne produisit rien à la dose de 60 gr. La dyspnée est intense, l'expectoration est abondante et spumeuse.

Le 3 octobre. On prescrit 1,50 d'ipéca, qui produit un soulagement momentané. Urines, 300.

Le 4. Urines, 400. Le pouls est bon (96). Dyspnée moindre que la veille. On ordonne *0,50 de digitale* en macération (*Vide tracé* 83). Potion kermès, 0,20.

Le 5. Les urines ont augmenté, 650. Le pouls est plus petit, 96. Le malade a de la diarrhée.

Le 6. Urines, 700. Pouls, 84, avec les mêmes caractères que la veille. Nouvel accès de dyspnée intense. Continuer la digitale, 0,50 et Ipéca, 1,5.

Le 7. Urines, 850. Poüls, 84, plus ample. Dyspnée toujours intense; respiration stertoreuse.

Le 8. Urines, 900. Pouls, 80, un peu plus fort. Œdème de tous les membres. Aspect cyanique de la face. On retire 300 grammes de sang par la saignée.

Le 9. Urines, 1200. Pas d'amélioration dans l'état général. Pouls, 72, bondissant.

Le 10. Urines, 850; pouls, 60, plein et fort.

Le 11. Urines, 750; pouls, 60, dicrote.

Le 12. Urines, 1000; pouls, 72. On cesse la digitale en macération pour donner 30 grammes du vin de Debreyne (1). On prescrit en outre des cigarettes de datura et potion KI. 1 gr.

Le 13. Urines, 1700, très chargées. Pouls, 59, plein et bondissant (*Vide tracé* 84). L'œdème des bourses a diminué.

Le 14. Urines, 550; selles plus abondantes, 5; pouls, 78; Vin de Debreyne, id.

	Urines.	Selles.	Pouls.	Vin de Debreyne.
Le 15	850 c. cub.	5	84	20 gr.
16	800 id.	2	78	id.
17	780 id.	5	72	id.
18	650 id.	2	74	id.

Le 19. L'état général est moins bon, les traits de la face deviennent plus tirés, les membres supérieurs et inférieurs restent œdématiés. La respiration est difficile, l'expectoration

(1) Voici sa composition:

Poudre de digitale	4 grammes.	
Jalap	4	»
Scammonée	6	»
Scille	10	»
Vin blanc	1.000	»

est peu abondante. Les urines sont toujours courtes, 650. Vin diurétique 40 gr., continuer le vin de Debreyne.

Le 20. Urines, 400; selles, 2; pouls, 70 ; dur; même traitement.

Le 21. Urines, 750 ; selles, 3; pouls, 70. M. Augier prescrit une injection sous-cut. de pilocarpine de 2 centigr.

La sudation a été peu abondante, il n'y a eu aucun résultat sensible.

Le 22. Urines, 1100; pouls, 56, fort et très ample. On cesse le vin de Debreyne, mais on continue le vin scillitique à la dose de 40 grammes.

Le 23. Urines, 650 ; pouls, 60 ; selles, 5.

Le 24. Urines, 550; pouls, 36, présentant au palper la sensation d'un cordon élastique tendu.

Le 25. Urines, 550 ; pouls, 43. L'état général ne s'améliore pas, le malade habituellement très gai, devient triste. L'œdème ne diminue pas, la respiration est cependant plus libre. On donne 60 grammes de vin diurétique.

Le 26. Urines toujours courtes, plus claires, 700; pouls très dur et très lent, 50. Respiration pénible, les traits deviennent plus tirés, la face prend un aspect cyanique.

Le 27. Pas d'amélioration ; l'œdème est dur et douloureux. On prescrit une saignée qui ne donne issue qu'à 200 grammes de sang. Urines toujours courtes, 550.

Le 28. Le pouls est moins dur, plus rapide, 70. La face est encore cyanosée, la respiration est pénible.

Le 29. Légère amélioration, pouls 72 ; urines 550.

Le malade meurt le 1er novembre. L'autopsie confirma absolument le diagnostic porté.

La caféine n'a eu dans cette observation aucune influence sur la diurèse, et l'action sur le cœur a été peu marquée.

La digitale, malgré des effets plus notables n'a pas amélioré l'état du malade. Elle a augmenté la diurèse, donné de la force au pouls et diminué de beaucoup sa fréquence au point qu'on a dû la supprimer.

Deux fois la scille a élevé le taux des urines d'une façon remarquable; mais la troisième fois son action a été nulle. Dans le cas suivant la caféine s'est montrée supérieure à la scille.

OBSERVATION X (Personnelle).

Albuminurie.

Hauw, Rosalie, 76 ans, ménagère, entre le 7 juillet 1884, salle Saint-Louis, n° 2.

Elle n'accuse aucun antécédent morbide, ni habitudes alcooliques.

Depuis 6 mois, elle est malade et c'est à cette époque qu'elle fait remonter le début des accidents pour lesquels elle entre à l'hôpital : dyspepsie, constipation, envies de vomir, œdème des membres inférieurs et plus récemment céphalée qui depuis son apparition n'a pas cessé. Troubles de la vue.

État actuel. — Les urines sont fortement albumineuses. Pas d'athérome artériel. La région précordiale est douloureuse. A la pointe existe un souffle systolique, court, bref. L'œdème occupe les membres inférieurs et le tronc où il est plus accentué. Régime lacté, glace, eau de seltz.

Le 9 juillet. Les urines sont courtes, 3 à 400 depuis l'entrée. On prescrit 40 grammes de vin diurétique.

Le 10. Urines, 500 ; selles, 2.

Le 11. Urines, 600 ; selle, 1. On supprime le vin diurétique et on ordonne *caféine 0,25.*

	Urines.	Caféine.
Le 12.........	1500	0.50
13.........	1400	id.
14.........	1000	id.

On prescrit une bouteille d'eau de Sedlitz.

Le 15. Les urines n'ont pu être recueillies à cause des selles nombreuses dues au purgatif.

	Urines.	Caféine.
Le 16....................	1300	0. 50
17....................	1200	id.
18....................	1400	id.

A l'examen des urines, on constate qu'il n'existe plus d'albumine. L'œdème des membres inférieurs a presque totalement disparu. Il existe encore de la céphalée.

	Urines.	Caféine.
Le 19....................	1100	0. 50
20....................	1290	id.

Plus de traces d'œdème. La malade fatiguée du lait, réclame le régime commun.

	Urines.	Selles.	Caféine.
Le 21....................	1000	4	0. 50
22....................	1200	3	id.
23....................	1100	6	id.
24....................	1500	1	id.
25....................	1250	0	id.

On supprime la caféine. Le souffle de la pointe a disparu.
Le 26. Les urines descendent à 920.
Le 27. Elles n'atteignent que le chiffre de 600.
Le 28. Elles remontent à 900.
Jusqu'au 3 août, elles oscillent entre 800 et 1000. A partir de ce moment, elles atteignent 1200, chiffre qu'elles ont toujours conservé depuis.
L'état général est devenu excellent, la céphalée a disparu. Le 30 août la malade sort guérie. L'examen des urines ne revèle aucune trace d'albumine.

L'action de la caféine sur la diurèse a été remarquable

dans ce cas, par sa rapidité et sa constance. Nous n'avons pas noté son influence sur la circulation, car il nous a été impossible de prendre aucun tracé sur la malade, en raison de l'état d'émaciation de ses membres.

OBSERVATION XI (Personnelle).

Cœur droit forcé.

Jeanne Vashussel, 41 ans, journalière, entre le 3 juillet, 1884, Salle St-Louis 18.

Depuis longtemps elle est gênée pour respirer, mais cette gêne s'explique par l'état de son thorax qui est ramassé sur lui-même. Le rachis présente la double déformation de la cyphose et de la scoliose.

Il y a deux ans, elle eut un œdème généralisé qui dura 45 jours. Le même phénomène se reproduisit, moins accentué pourtant, il y a deux mois; l'œdème était limité à la moitié inférieure du corps.

A son entrée, on constate de l'œdème dur et lisse des membres inférieurs. La face est pâle, bouffie; sur le reste du corps il existe un peu d'œdème-mou plus accentué du côté où la malade se couche. Les urines sont rares, et ne contiennent pas d'albumine.

Le cœur est irrégulier et difficile à ausculter en raison de la déformation du thorax. Pas de souffle, ni d'hypertrophie. Les ugulaires sont gorgées de sang et animées de battements dus jau reflux du sang veineux. Pouls petit, accéléré. Dans la poitrine, on ne trouve que des signes de bronchite avec congestion aux deux bases. *Caféine*, 0,50. Lait.

Le 6 juillet. Sous l'influence du repos et du traitement, l'œdème diminue légèrement. Les urines qui n'avaient pas dépassé 200, depuis l'arrivée de la malade, ont atteint le chiffre de 500 en 24 heures, et ont été en augmentant graduellement jusqu'au 14, où elles ont atteint 950 c. cubes. Le pouls s'est ralenti, mais n'est pas devenu plus fort ni plus régulier. On continue la caféine, mais la malade demande le régime commun, car elle prenait très peu de lait.

Le 14. L'œdème a presque totalement disparu des jambes, mais il existe encore, assez marqué le matin du côté ou a eu lieu le décubitus.

	Urines.	Selles.	Caféine.
Le 14....................	930	3	0,50
15....................	750	5	0,75
16....................	700	0	0,75
17....................	600	0	0,75
18....................	400	5	0,75
19....................	800	2	0,75
20....................	850	2	0,75

Le 21. Les urines n'ont pas été recueillies, la dyspnée apparaît de nouveau très intense. La caféine a été vomie. Pouls rapide, 110, très irrégulier.

Le 22. Les lèvres se cyanosent, la malade laisse aller ses urines dans son lit. Matité et râles crépitants à gauche, en arrière. Pas de souffle. T. 38°,5.

Le 23. — Etat un peu meilleur, dyspnée moins intense. Le pouls est plus lent mais irrégulier, 80. Urines, 200. Selles 4 Tm 38°. Tv 39°. Caféine 0,75. On applique 20 ventouses sèches en arrière de la poitrine.

Le 24. La dyspnée augmente. Point de côté violent à gauche, T. 38°, on diagnostique une pneumonie. L'état de la malade est très mauvais. Injection sous-cutanée d'éther en avant de la poitrine. Injection morphinée au côté gauche.

Le soir, T. 36°8, la dyspnée augmente. La malade meurt à 10 h. du soir.

Le 26. — A l'autopsie on constate l'existence d'une pleuro-pneumonie à gauche. Le cœur est graisseux, le ventricule droit est dilaté. Capacité droite 60 c. cub. Capacité gauche 40 c. cub.

Dans le cas ci-dessus, la caféine a eu une action diurétique rapide. Si elle ne s'est pas continuée c'est qu'un état grave promptement mortel est venu s'ajouter à celui pour lequel la malade était entrée à l'hôpital.

L'action sur le cœur a été moins notable ; elle a été purement modératrice.

Dans l'observation suivante, cette double influence a été également marquée. Le pouls et la diurèse ont été avantageusement modifiés.

OBSERVATION XII (Personnelle).

Ictère catarrhal.

Vanderstene, Pierre, 49 ans, déchargeur de bateaux, entre le 12 juillet, salle Saint-Honoré, 8.

Il est malade depuis 4 jours et se plaint d'un embarras gastrique. L'ictère date de deux jours seulement. Pas d'antécédents morbides. Alcoolisme.

Le 12 juillet. A son entrée, le pouls est lent et petit ; on prescrit une bouteille d'eau de Sedlitz pour le 13 au matin, et du chiendent nitré comme boisson pendant la journée. Ses urines sont courtes et très colorées ; l'analyse y décèle la présence des acides biliaires.

Le 15. — Légère amélioration. Les urines sont très courtes, 600 dans les 24 heures. Selles, 2.

Au sphygmographe on constate que le pouls est petit et lent (*Vide tracé* 85), 56 pulsations.

On prescrit 0,25 *de caféine*, au lieu de chiendent nitré.

Le 16. — Le pouls est plus ample, et moins lent. Les urines ont notablement augmenté, 1200. Caféine, 0,50.

Le 17. — L'ictère a légèrement diminué. La tension artérielle est notablement accrue. Le pouls est plus fort mais toujours un peu lent, 63 pulsations (*Vide tracé* 86).

Les urines sont encore plus abondantes, 1400 ; elles sont moins colorées. Selles, 2. Même traitement.

Le 18. — Urines, 2000. Selles, 1. Mêmes caractères que la veille pour le pouls. Caféine 0,50 et eau de Sedlitz.

Le 19. — Urines, 1700. Selles diarrhéiques, 10. L'ictère a diminué d'une façon notable. Caféine 0,50.

Le 20. — Urines, 1800. Le pouls reste fort, sa fréquence est devenue normale, 72 pulsations à la minute.

Le malade se croit guéri et sort pour reprendre son travail, présentant encore une teinte subictérique.

Dans cette observation, l'action de la caféine a été rapide et très manifeste.

Sur la circulation, elle a produit une augmentation de tension dans le système artériel dès le lendemain de son administration; les tracés 85 et 86 le prouvent d'une façon saisissante. De plus elle a ramené le pouls à sa fréquence normale.

L'action sur la diurèse n'a pas été moins marquée ; dès le lendemain les urines ont doublé et ont atteint plus du triple par la suite.

OBSERVATION XIII (Personnelle).

Néphrite interstitielle.

Levre, Mélanie, 48 ans, cuisinière, entre le 5 juillet 1884, salle St-Louis, 9.

Comme antécédents, elle a eu une attaque de rhumatisme généralisé en 1870. Elle aurait cessé d'être réglée à 36 ans. Elle fait remonter à 2 ans le début des accidents pour lesquels elle entre à l'hôpital. Elle urine beaucoup et souvent, ses urines sont claires, spumeuses, sans sucre ni albumine. Elle accuse de la céphalée, des troubles de la vue, de l'ouïe, et un affaiblissement graduel des forces. Le tronc et les membres inférieurs sont légèrement œdématiés. Elle présente en outre des accidents cutanés de date ancienne, consistant en icthyose générCalisée, et en démangeaisons pénibles. Elle se plaint d'éprouver souvent la sensation dite du doigt mort. De temps en temps, elle est en proie à de violentes crises gastriques, qui donnent lieu à des vomissements.

Au cœur, pas d'hypertrophie. A l'auscultation on entend un souffle occupant le petit silence à la pointe. Les urines sont habituellement de 1200 c. cub. à 1300.

Le 10 juillet. On prescrit *0,25 de caféine*. Urines, 1300,

	Urines.	Selles.	Caféine.
Le 11.........	1800	0	0,50
12.........	2000	3	id.
13.........	1900	Diarrhée	id.
14.........	1250	id.	id.
15.........	1500	0	id.'

La malade sort sans autorisation.

Notons dans cette observation l'action diurétique de la caféine à dose peu élevée. Les urines ont augmenté de plus de 1/3 et se sont maintenues à ce chiffre. La baisse survenue le 14, n'est qu'apparente, puisque la malade avait de la diarrhée et laissait ainsi échapper une partie de ses urines au moment des selles.

Bien que la caféine ait très souvent une influence favorable sur la diurèse, il ne faudrait pas croire que cette influence soit absolument constante. On pourra voir dans les observations que nous allons donner, que le médicament s'est parfois montré infidèle.

C'est ainsi que, dans plusieurs cas de cœurs droits forcés avec œdème assez considérable, dans un cas de cirrhose atrophique du foie avec ascite, dans un autre où l'épanchement péritonéal était sous la dépendance de la turberculose, la caféine n'a eu que peu ou point d'action.

OBSERVATION XIV (Personnelle).

Cirrhose atrophique.

Désiré Debouché, 45 ans, fileur, entre le 16 juin 1884, salle Saint-Laurent, n° 6.

Cet homme a fait des excès de boisson aux colonies. Il y a 18 mois, il se sentit indisposé pour la première fois, et souffrit pendant plusieurs jours d'une douleur assez vive à l'hypocondre droit. A partir de ce moment, ses digestions devinrent difficiles, il perdit même complètement l'appétit. Le ventre était douloureux. En mai dernier, il eut plusieurs fois des épistaxis abondantes.

A son entrée, on constate que le malade est très amaigri ; il ne pèse que 68 k. 500 gr., sa face est terreuse, d'une couleur jaune sale. Le ventre est augmenté de volume, il existe un épanchement ascitique assez considérable ; les veines sous-cutanées abdominales sont très dilatées. Le foie est très diminué de volume. Il existe des hémorrhoïdes internes.

Le 18 juin. M. Desplats prescrit le régime lacté intégral. Pendant 25 jours, il n'y eut pas d'amélioration notable. Les urines oscillaient de 1100 à 1400.

Le liquide de l'ascite n'a pas augmenté. La circonférence maximum du ventre est toujours de 76 cent.

Le 10 juillet, le malade réclame le régime commun ; on lui fait prendre en plus 50 gr. de sucre par jour.

Le 12, il est pris de diarrhée avec coliques. Epistaxis abondantes.

Les urines sont diminuées et varient de 6 à 900 c. cub. Pendant 8 jours, cet état persiste. Les digestions étant très pénibles, on prescrit 0,50 de pepsine à chaque repas.

Le 18 juillet, le malade pèse 70 kilogr., le liquide ascitique a augmenté (Circonférence de l'abdomen 80 cent.)

Du 18 au 28, les urines ont oscillé entre 5 et 800. Les selles sont toujours abondantes et fréquentes. L'œdème a envahi les membres inférieurs.

Le 30, le pouls est petit, dépressible, rapide, 110 (*Vide tracé* 87). Urines, 500. On ordonne *0,25 de caféine.*

Le 31, les urines ont doublé, 1050. Le pouls est relevé, il est ample, plus régulier toujours fréquent, 100.

Le 1ᵉʳ août. Urines, 900; plus de diarrhée; Pouls 104. Vomissements répétés. Glace.

Le 2. Urines, 1300; selles, 2; pouls, 98.

Le 3. Le malade a vomi sa caféine. Urines, 930; selles, 3; pouls, 100.

Le 4. Urines, 200; selles, 6. Pouls, 96, régulier plus ample (*Vide tracé* 88). La diarrhée a reparu avec les épistaxis. L'œdème des membres inférieurs augmente. Le malade souffre beaucoup de ses hémorrhoïdes. On prescrit des suppositoires d'onguent populeum avec pot.

Sous-nitrate de bismuth..................	4 gr.
Laudanum.............................	XX gᵗᵗᵉˢ.

La *caféine est remplacée* par le vin diurétique à la dose de 40 grammes.

Août.	Pouls.	Urines.		Selles.
Le 5........	90	500		12
Le 6........	86	550	très chargées	10
Le 7........	92	450		10

Le malade s'affaiblit de plus en plus. Sa diarrhée n'a pas cédé au bismuth ni au laudanum. Du côté du rectum, il s'est établi un flux sanguin hémorrhoïdal qui l'épuise beaucoup. Le pouls est ample, bondissant et présente le plateau très net de l'athérome (*Vide tracé* 89). Potion avec extrait de ratanhia 2 gr.

	Pouls.	Urines.	Selles.
Le 8.......	80	150	12
Le 9.......	78	700, plus de diarrhée.	3
Le 10.......	98 faible	800	5

Jusqu'au 14, les urines ont varié entre 5 et 650 c. cubes. A partir de ce moment, elles ont commencé à décroître de nouveau. Le sujet s'affaisse de plus en plus, sa face a un aspect squelettique. La diarrhée est incoercible, les épistaxis fréquentes. Le ventre jusque là volumineux se rétracte. Le malade meurt le 17.

L'autopsie confirme le diagnostic.

Dans cette observation, la caféine a eu une action diurétique rapide au début de son administration, mais elle n'a pas duré. Ce fait n'a pas lieu de nous étonner outre mesure, si, comme le dit M. Huchard « cette substance ne réussit pas dans les ascites dues à des cirrhoses du foie. Son administration, ajoute-t-il, est promptement suivie, sans que je sache pourquoi, de phénomènes d'intolérance, tels que vomissements » (1). Notre observation vient encore confirmer sur ce point l'assertion du judicieux médecin de l'hôpital Tenon.

L'administration de la caféine n'a pas été plus heureuse dans le cas suivant, où il s'agissait d'une ascite due à une tuberculose péritonéale. Toutefois, dans l'un comme dans l'autre, l'influence sur le pouls a été plus notable surtout dans le cas de cirrhose où l'ascension produite par le soulèvement de l'artère est devenue beaucoup plus élevée. Dans celui qui va suivre, la caféine a ralenti les battements du cœur sans en augmenter la force.

OBSERVATION XV (Personnelle).

Tuberculose pulmonaire et péritonéale. — Ascite.

Albert, Eugène, menuisier, entre le 8 août, salle St-Honoré. Il tousse depuis huit ans, et a eu des hémoptysies à différentes

(1) Communication à la Société de thérapeutique du 26 juillet 1882, *in Bulletin de thérapeutique*, tome 103, p. 150.

reprises. Sueurs nocturnes abondantes. Ramollissement aux deux sommets avec caverne à droite.

Depuis 15 jours, le ventre a pris des dimensions exagérées. Ce n'est qu'au moment où les membres inférieurs commencèrent à s'œdématier qu'il se décida à entrer à l'hôpital.

Le ventre est très tendu, indolore. On aperçoit de grosses veines dilatées sous la peau. Sensation de flot très nette à l'abdomen. Les urines sont courtes, chargées, 200 c. cub. en 24 h. Le pouls est faible, rapide, 120 ; on prescrit *0,75 de caféine*, comme diurétique ; quinquina, julep diacodé.

Le 9 août. Urines, 300 ; pouls 90, plus ample, moins dépressible.

	Urines.	Pouls.
Le 10........ ..	300	92
11..........	200	100

On prescrit 20 grammes d'eau-de-vie allemande.

	Urines.	Selles.	Pouls.
Le 12.........	150	12	100
13.........	100	4	98
14.........	280	2	90

Le 19. Il n'y a pas de changement notable. L'œdème des jambes a diminué légèrement sous l'influence du repos. On prescrit 40 grammes de vin diurétique.

Le 20. Urines, 250 ; pouls, 100. Le malade meurt. A l'autopsie on trouve un épanchement considérable dans le péritoine farci de tubercules. Le cœur et les reins étaient normaux.

L'emploi de la caféine chez une autre tuberculeuse, présentant des accidents urémiques, a été plus heureux ; mais on a dû la suspendre par suite de l'insommie qu'elle a occasionnée.

Voici d'ailleurs cette observation.

Observation XVI (Personnelle).

Tuberculose pulmonaire. — Urémie.

Descamps, Marie, 36 ans, ménagère, entrée le 10 juillet 1884, salle Saint-Joseph, n° 8.

Cette femme est déjà, depuis 3 semaines, dans le service pour sa tuberculose. Le poumon gauche est ramolli dans ses 2/3 supérieurs, le droit présente à son sommet une caverne. Elle a des sueurs profuses.

Le 4 août. Elle fut subitement prise d'une attaque d'urémie. Ses urines étaient courtes (100 gr. dans les 24 heures), chargées, albumineuses. Elle avait de la céphalée persistante et de l'œdème des membres inférieurs et supérieurs. On prescrit *de la caféine à la dose de 0,50 le 6.*

Le 7. Les urines sont montées à 700. Selle, 1. Caféine, 0,50.

	Urines.	Selles.	Caféine.
Le 8............	500	3	0,75
9.............	400	3	

La caféine a produit de l'excitation cérébrale, on la suspend.

	Selles.	Urines.
Le 10.....................	1	300
11.....................	0	600
12.....................	2	450
15.....................	4	200

L'action de la caféine a été rapide et marquée comme diurétique. Les variations du pouls n'ont pu être prises.

Dans toutes ces observations où la caféine a eu à jouer

le principal rôle comme agent thérapeutique, il est un fait qui nous a frappé tout particulièrement c'est celui de son action puissante sur la diurèse. L'influence sur le cœur s'est aussi fait sentir, mais d'une façon beaucoup moins marquée.

Il n'en a pas été de même du convallaria dans les cas que nous allons rapporter. L'action diurétique de ce médicament n'a pas toujours été satisfaisante, mais là où elle s'est manifestée, ses effets ont été puissants, et se sont continués même après qu'il a été supprimé. Dans plusieurs cas, l'extrait de muguet a eu une influence marquée sur le cœur.

C'est à M. le professeur Desplats, qui a recueilli des observations nombreuses sur ce médicament, que nous devons plusieurs de celles qui vont suivre.

OBSERVATION XVII (Inédite). Communiquée par M. Desplats.

Insuffisance mitrale.

Descheitemier, Constance, 62 ans, ménagère, entre le 11 juin 1883, salle Saint-Louis, 9. Elle a eu il y a 13 ans, une attaque aiguë de rhumatisme; depuis cette époque, les récidives ont été moins violentes.

En ce moment, elle accuse de légères douleurs dans les membres inférieurs qui sont un peu œdématiés. Après une nuit de repos, tout gonflement disparaît mais le soir l'œdème apparaît d'une façon inconstante. Le pouls est régulier, mais faible. Pas d'hypertophie. La pointe du cœur occupe son siège normal. A l'auscultation, on entend un souffle présystolique et systolique à la pointe. Urines normales. Rien dans la poitrine.

Le 14. Il n'existe plus d'œdème. Les urines des 24 heures ont varié entre 800 et 1000 depuis l'entrée. M. Desplats prescrit *0,25 d'extrait de convallaria.*

	Urines.
Le 15.....................	1200 cent. cubes.
16.....................	1600
17.....................	2800
18.....................	2600
19.....................	2700
20.....................	3000
21.....................	2800, *on supprime*

le *convallaria*.

Le 22.....................	2600
23.....................	2800
24.....................	2700
25.....................	2700. Le pouls n'est

pas modifié.

La malade sort sur sa demande.

Le convallaria a produit ici une action diurétique rapide et abondante, qui s'est continuée même après la cessation de l'usage du médicament. Nous regrettons que l'influence sur le cœur n'ait pas été suivie. Toutefois, elle ne paraît pas avoir été bien sensible puisqu'après dix jours de traitement les modifications du pouls n'ont pas été notables.

OBSERVATION XVIII (Personnelle).

Insuffisance mitrale.

Maserul, Eugénie, 54 ans, journalière, entre le 8 juin 1883, salle Saint-Louis, 21.

Cette malade étant flamande, ne donne aucun renseignement sur ses antécédents. Depuis 4 semaines, elle aurait de l'œdème des jambes. Le pouls est petit et régulier. Pas de dilatation des jugulaires; dyspnée; souffle systolique rude à la pointe. Râles crépitants à la base gauche. Urines claires et albumineuses.

Le 12 juin. Il existe encore de la congestion à la base du poumon gauche. Les urines ne dépassent pas 1400 gr.

M. Desplats prescrit *0,25 d'extrait de convallaria* et cinq ventouses scarifiées à la base gauche.

	Urines.
Le 13	2500
14	2500
15	2600
16	2700
17	2600
18	3000
19	2400
20	2600
21	2600
22	2800. *Plus de con-*

vallaria, le pouls est resté petit et régulier.

Le 23	2600
24	2700
25	2900
26	2800

Les remarques que nous avons faites au sujet de l'observation précédente peuvent s'appliquer en tout point à celle-ci : Action diurétique rapide, notable et constante, pas d'influence sur le pouls. Tels ont été ici les effets produits par le convallaria.

Cette action diurétique du convallaria ne s'observe pas toujours d'une façon si nette. On verra que dans l'observation suivante ce médicament s'est montré, nous ne dirons pas infidèle, mais au moins peu actif à ce point de vue.

Observation XIX (Communiquée par M. Desplats) (Inédite).

Néphrite sans albumine.

Vandeplantard, 42 ans, tourneur, entre le 13 novembre, salle Saint-Laurent, 21.

A la suite d'un refroidissement, le malade a eu, il y a 7 ans, des douleurs lombaires avec frissons répétés, puis survint de l'hématurie et de l'œdème. Ces symptômes d'une néphrite aiguë disparurent après quelque temps, pour se renouveler depuis, à quatre ou cinq reprises différentes. Pas d'antécédents rhumatismaux. A son entrée, on découvre une hypertrophie cardiaque coïncidant avec un souffle d'insuffisance mitrale. Le cœur descend jusqu'au 6e espace intercostal, la pointe est distante de 0,14 c. de la ligne médiane. On attribue cette double lésion à la lésion rénale antérieure. Le malade est essoufflé. Ses artères sont un peu dures. Parfois, il y a de la céphalalgie et des troubles de la vue. Le pouls est petit et irrégulier. Pas d'albumine dans les urines.

Le 17. Les urines varient en moyenne de 15 à 1600.

	Urines.	Selles.
Le 18........	1650	1
19........	2000	1
20........	1300	2, on pres-

crit 0,50 de convallaria en pilules.

	Urines.	Selles.
Le 21........	2600	2
22........	2000	1
23........	1800	1
24........	1400	1
25........	1800	2
26........	1900	2
27........	2300	2
28........	900	1
29........	1900	1

Le malade sort sans autorisation.

Le convallaria n'a pas eu d'action diurétique notable. M. Desplats l'a employé chez plusieurs autres sujets atteints de la même affection, sans obtenir grand succès ; aussi croit-il, que chez les brightiques, cette action est beaucoup moindre que chez les cardiaques purs (1).

Quoi qu'il en soit, même chez ces derniers, l'action sur la diurèse n'est pas constante, nous n'en voulons pour preuve que la lecture de l'observation suivante, où le convallaria, après avoir fait monter le chiffre des urines une première fois, s'est montré impuissant la seconde. Le phénomène inverse s'est produit pour la digitale.

OBSERVATION XX (Inédite, due à M. Desplats).

Insuffisance aortique.

Vandelbecke, Henri, 44 ans, jardinier, entre le 22 novembre 1883, salle St-Laurent, 15.

Pas d'antécédents morbides. A 20 ans, cet homme fit une chute de cheval qui occasionna une contusion assez forte au niveau de la région précordiale ; 6 ventouses scarifiées furent appliquées.

Il y a 6 semaines, cet homme ressentit une douleur vague au sternum avec difficulté assez grande de la respiration. Le matin il toussait et expectorait des crachats assez peu abondants.

Pas de céphalalgie ni de polyurie.

A cette époque, il resta 15 jours dans un hôpital ; ses pieds gonflaient le soir, mais le repos les ramenait à leur état normal. La moindre fatigue faisait reparaître l'œdème.

Le 22 novembre. A son entrée, on constate que le malade est amaigri. Il est dans un état de dyspnée assez intense qui le force à se tenir assis dans son lit. A l'auscultation, on entend quelques râles aux deux bases de la poitrine.

(1) In *Journal des sc. méd. de Lille.* Oct. 1882.

Le cœur est hypertrophié, la pointe bat au niveau du 7° espace intercostal, à 17 cent. de l'appendice xyphoïde. Le choc précordial est très prononcé. A l'auscultation, au 1er temps et à la pointe, on entend un bruit de souffle léger. A la base il existe un souffle, plus net occupant la diastole. Il n'existe pas d'œdème; les urines sont peu abondantes, rouges et laissent déposer un sédiment grisâtre ; elles ne contiennent ni sucre ni albumine. Pouls d'insuffisance aortique. Les battements de la sous-clavière sont perceptibles à la vue. Traitement : régime lacté.

Urines, 500. Selle, 1.

Le 24. M. Desplats prescrit 0,50 *d'extrait de convallaria*.

Le 25. La nuit a été mauvaise. Le malade a eu de l'insomnie et de la dyspnée. Le convallaria a occasionné des sueurs abondantes.

Urines, 450 ; selle, 1. Dépôt moins abondant dans les urines. Œdème jusqu'aux genoux.

Le 26. La dyspnée augmente. A l'auscultation du cœur, on perçoit un double souffle à la base et à gauche du sternum. A la pointe, on entend un souffle systolique et des frottements péricardiques. Urines peu abondantes, 400. *Extrait de convallaria* 1 gr. Chloral, 2 grammes, en potion.

Le 27. Peu de sommeil. Les urines ont doublé, 900.

Le 28. L'augmentation des urines continue (1400 c. cub.). Etat général meilleur.

Le 29. Râles aux deux bases, plus nombreux à droite. Urines, 1500, moins claires que la veille.

Le 30. Urines, 1400. Le malade se plaint d'avoir de l'insomnie. On continue le convallaria, le chloral est remplacé par 0,05 d'extrait d'opium en pilule.

Les 1er et 2 décembre. Urines, 1900.

Le 3. Le malade n'a pas eu de convallaria. Comme le pouls est fort et les urines assez abondantes, 1800, *on supprime ce médicament*.

Le 4. Les urines ont notablement baissé, elles n'ont atteint que le chiffre de 800 c. cubes.

Le 5. Le pouls est moins fort, on prescrit de nouveau 1 *gr. de convallaria*. Les urines sont foncées, presque noires, peu abondantes, 600. Le malade accuse de la dyspnée.

Le 6. Le pouls a gagné de l'amplitude, le tracé indique une as
cension forte avec crochet très net d'insuffisance. Urines, 800.
Vomissements. On prescrit de l'eau de Seltz.

Le 7. La dyspnée augmente, les vomissements continuent.
Urines, 750. Glace à l'intérieur.

Le 8. Urines; 600. On remplace le convallaria par 0,75 *de
digitale en macération.*

Du 9 au 12. Pas d'amélioration; les urines n'ont pas varié.
Leur chiffre oscille entre 4 et 600 cent. cubes dans les 24 heures.

Le 13. Le malade a rendu des ascarides.

Le 14. On constate l'existence d'albumine dans les urines.

Le 16. Urines, 400. Le malade rend deux ascarides par la
bouche. M. Desplats prescrit le 20 :

$$\text{3 paquets de}\ \left\{\begin{array}{l}\text{Calomel}\\ \text{Scille ââ 10 centigr.}\\ \text{Digitale}\end{array}\right.$$

qui occasionnèrent 10 selles dans la journée.

Le 29. L'état général devient plus mauvais.

La dyspnée s'accentue. Le pouls est bon, on ordonne 200 gr.
de café.

Le 31. Pas d'amélioration. On prescrit : *caféine 0,50 en pilules.*

Le 1er janvier. Urines courtes, 300. Pouls, 96.

Le 3. Dyspnée intense; toux sèche; on constate l'existence
d'un épanchement pleural à droite. Par la ponction on retire
900 gr. de liquide. Pouls assez bon, 90. Urines, 400.

Le 4. Rien de nouveau. Urines, 350 elles sont terreuses.
Pouls, 90. Traitement : café, 200 gr.

Le 5. Urines, 350. Potion avec 4 gr. d'azotate de potasse. Le
foie est augmenté de volume; le pouls est irrégulier. La *digitale*
est prescrite à la dose de 0,60 *en macération.*

Le 6. Urines, 600. Pouls plus régulier. Digitale, id.

Le 7. Urines, 650. Pouls fort, régulier.

Le 8. Urines, 300. L'œdème reste stationnaire.

Le 9. Urines, 600. *On suspend la digitale.*

Le 10. Dyspnée intense. Nouvelle ponction qui donne issue à
800 grammes de liquide.

	Urines.	Selles.
Le 12................	1200	4
13................	1100	3
14................	1700	4. Pouls fort.

Le 15. Urines non recueillies en totalité.

Le 16. Urines, 1700; selles, 4.

Le 17. Nouvel épanchement à droite; pouls fort; urines, 1400 selles, 5.

Le 18. Vésicatoire volant à la base droite. Urines, 2500.

Le 19. Urines, 1202.

Le 20. Urines, 600. Selles, 4. L'œdème gagne les bourses. La *digitale est reprise* à la dose de *0,60*.

	Urines.	Selles.
Le 21................	700	3
22................	750	2
23................	600	5
24................	600	4. *On supprime la* digitale.
25................	550	3. Crachats spumeux. colorés de sang.
26................	800	6
27................	600	6. Crachats sanglants.

Le 28. Urines, 200, boueuses; selles, 4. On revient au *convallaria à la dose de 1,25*.

	Urines.	Selles.
Le 29................	250	3.
30................	300	id.
31................	400	id.
1er février.........	200	4

L'œdème a encore augmenté. On remplace le convallaria par du vin scillitique, à la dose de 60 gr.

Le 2. Urines, 300. Le malade a eu des vomissements.

Le 3. Urines, 200. Etat général mauvais.

Le 4. Urines, 300.   Id.

Le 5. Urines, 300.   Id.   Le vin scillitique est remplacé par 500 gr. de café.

Le 7. Le malade meurt.

A l'autopsie, on trouve des plaques d'athérome encore molles sur l'aorte. Les valvules sygmoïdes sont insuffisantes, celles de l'orifice triscupidien sont épaissies; rien aux autres orifices.

Le cœur est hypertrophié et pèse 600 gr. Le ventricule gauche est dilaté, ses parois sont épaissies; la cloison est amincie.

Les poumons sont congestionnés aux bases.

La plèvre du côté droit présente à la partie inférieure des granulations fines avec des bourgeons charnus. Le foie est volumineux.

La rate est dure et carnifiée.

Le rein droit présente une substance corticale dure ayant l'aspect de la substance amyloïde.

Le convallaria a eu ici une action favorable sur la diurèse: de 400 les urines ont monté jusqu'à 1900; l'effet a été obtenu lentement et avec la dose de 1 gr., il a cessé dès que le médicament a été suspendu. Le pouls est devenu fort sous l'influence de la même dose.

La deuxième fois, le pouls s'est de nouveau relevé mais les urines sont restées peu abondantes. La troisième, il n'a eu aucune action.

La digitale a rendu le pouls régulier et fort, mais n'a pas eu d'effet diurétique tout d'abord ; en dernier lieu, elle a augmenté légèrement la quantité des urines.

La caféine n'a rien produit.

Dans les trois observations qui vont suivre on remarquera l'action qu'a eue le Convallaria sur le cœur, dans la première c'est l'asystolie qui a disparu pour faire place à des contractions plus énergiques ; le pouls qui était filiforme a repris de l'ampleur.

Dans les deux dernières, c'est le rythme qui a été avantageusement modifié.

OBSERVATION XXI (Personnelle).

Insuffisance et rétrécissement mitral. Asystolie.

Hancke, Augustine, 82 ans, ménagère, entre à l'hôpital le 30 septembre 1884, salle St-Louis, 20.

Elle n'a aucun antécédent morbide, sauf une gêne habituelle de la respiration due à un état emphysémateux du poumon et à des restes de pleurésie ancienne.

Il y a 7 semaines à la suite d'une bronchite légère, elle fut prise de dyspnée assez intense, et dut cesser le travail du ménage auquel elle se livrait encore tous les jours malgré son grand âge. Enfin, depuis quinze jours apparut aux membres inférieurs de l'œdème qui, d'après la malade aurait débuté par la face interne des cuisses.

La dyspnée augmentait dans la position horizontale du tronc, aussi devait elle passer la nuit assise sur une chaise. L'appétit a toujours été conservé mais, l'œdème augmentant, elle se décide à entrer à l'hôpital.

A son entrée, on constate que ses lèvres sont cyanosées, leur couleur offre un contraste frappant avec la pâleur du reste de la face.

Le cœur est irrégulier, ses battements sont fréquents, 102, et mal frappés.

L'auscultation ne permet de découvrir aucun bruit de souffle. Il n'existe pas d'hypertrophie, la pointe bat dans le 5e espace intercostal à 10 cent. de la ligne médiane.

Le pouls est petit, presque imperceptible, rapide (*Vide tracé* 90).

Pas de battements des jugulaires qui sont très apparentes le long du cou. Le poumon est congestionné aux deux bases surtout à gauche; ailleurs, on trouve des râles sonores et sibilants disséminés. Dyspnée intense.

L'œdème des membres est blanc, lisse et dur; il remonte jusqu'aux cuisses. Les extrémités sont froides, violacées. Les urines sont courtes, très chargées, non albumineuses. La malade a des vomissements bilieux fréquents. Traitement : café, thé alcoolisé et lait.

Le 1er octobre. Dyspnée intense la nuit; on applique 30 ventouses sèches aux deux bases. Amélioration passagère.

Les urines sont rares (300 c. cub.).

On prescrit 1 *gr. d'extrait de convallaria.*

Le 2. La dyspnée est moindre, les vomissements ont cessé. Le pouls a repris un peu de force; il est plus ample, régulier moins rapide (*Vide tracé* 91). Les urines sont toujours courtes et ne dépassent pas 300 c. cub. dans les vingt-quatre heures. L'œdème reste stationnaire. La face est moins pâle, les lèvres sont plus colorées, les battements du cœur plus perceptibles.

On prescrit 1,50 *dc convallaria* pour augmenter la diurèse.

Le 3. Le pouls est plus plein, 80; les battements du cœur sont mieux frappés, mais les urines n'ont pas augmenté, 350.

Le 4. Rien de nouveau pour le pouls ni pour les urines; l'œdème des jambes est devenu plus mou. Respiration moins embarrassée le jour, mais il existe encore quelques accès de dyspnée la nuit. Pour la première fois, on observe des battements dans les veines jugulaires. Pouls, 90, plein, régulier. Urines, 200, très chargées.

Le 5. Rien de particulier. Urines, 350. Pouls, 95.

Le 6. Pouls, 90. Urines, 250. On revient à la dose de 1 gr. d'extrait de muguet.

Le 7. Pouls, 84; urines, 150; selles, 2. L'œdème reste stationnaire. *On prescrit, 0,50 de caféine* dans le but de provoquer la diurèse. Le muguet est supprimé.

Le 8. Pouls, 78; urines, 200; selles, 2.

Le 9. Pouls, 78, moins régulier. Urines, 250; selle 1. On double la dose de caféine.

Le 10. Pouls, 84, plus ample; urines toujours courtes et chargées (200 c. cub. dans les 24 heures). Selles, 2.

Le 11. Pouls, 84; urines, 200; selles, 2. L'œdème ne diminue pas.

Le 12. Urines, 150. Selles, 2. Le pouls est toujours bon.

Jusqu'au 20, l'état de la malade resta stationnaire, les urines furent peu abondantes malgré la caféine. On prescrivit alors 30 gr. de vin de Debreyne par jour (voir obs. IX pour la composition).

Sous l'influence de ce traitement, il n'y eut aucune amélioration produite. La dyspnée alla toujours croissant, les jugulaires devinrent gorgées de sang et animées de battements très perceptibles à la vue.

L'œdème augmente, il est blanc et très mou. Il existe des eschares au sacrum et aux talons. Les urines sont toujours courtes et chargées.

A l'auscultation les bruits du cœur sont sourds, on ne perçoit aucun souffle.

	Urines.	Selles.	Pouls.	
Le 22.........	150	2	88	assez fort.
23.........	200	2	90	
24.........	150	2	96	

Le 25. Dyspnée intense; pouls petit, rapide. La face est cyanosée. La malade meurt.

A l'autopsie, on constate ce qui suit :

Le cœur est assez volumineux quoique non hypertrophié, il pèse 450 gr. et présente une surcharge graisseuse assez considérable. Au niveau de la pointe, le myocarde est très aminci; il est remplacé par du tissu fibreux à l'intérieur sur toute l'étendue de la surface correspondante et égale à celle d'une pièce de 5 francs; il n'existe plus de colonnes charnues. L'orifice mitral seul est anormal; il est rétréci. La base des valvules mitrales forme un anneau dur, festonné et donnant au doigt la sensation d'un rebord calcaire. En outre du rétrécissement causé par cette induration, les valvules sont insuffisantes. Le ventricule droit est dilaté.

Au poumon, vestiges de pleurésie ancienne aux deux bases avec congestion. Emphysème au sommet. Rien aux reins ; foie assez volumineux et congestionné.

Dans cette observation, le convallaria a eu une action favorable sur le cœur. Il a ralenti le pouls, augmenté la tension artérielle et accru l'énergie des contractions cardiaques, mais pas plus que la caféine ni la digitale, il n'a pu influencer la diurèse.

OBSERVATION XXII (Personnelle) (Résumée).

Fièvre typhoïde ; arythmie cardiaque fébrile.

Duwer, Charles, âgé de 9 ans, entre le 30 août 1884, salle Saint-Laurent, n° 5.

Cet enfant est malade depuis 8 jours et présente tous les symptômes de la fièvre typhoïde. Pendant 6 jours, la température oscille entre 38°,8 et 39°,5 malgré le salicylate de soude et l'acide salicylique employés successivement à la dose de 2 gr.

Le 6 septembre. La température est à 38°,9, mais le pouls est devenu irrégulier outre son dicrotisme qui est très net depuis deux jours. On compte 90 pulsations à la minute.

Le 7. Temp. 39°. L'irrégularité du pouls augmente et prend la forme trigéminée, 95 pulsations. Traitement : acide salicylique, 2 gr., en potion ; bouillon, potage, lait.

Le 8. L'irrégularité conserve le même type que la veille. (*Vide tracé* 92). Pouls, 90, T. 38°. On prescrit en outre du traitement ordinaire, *0,30 d'extrait de convallaria* en potion.

Le soir à 5 heures, le pouls est devenu absolument régulier, (*Vide tracé* 93) il est toujours fréquent et dicrote, 100 pulsations. Même traitement.

Le 9. Etat général un peu meilleur. Le pouls s'est ralenti, son dicrotisme est moins accentué (*Vide tracé* 94) T^m 37°,9. T^v 38°,6. Même traitement.

Le 10. T^m 37°,5. Le pouls et toujours régulier et fort. On suspend l'acide salicylique. Le convallaria n'a pas été donné parce que le petit malade a eu des vomissements.

Le 11. Le pouls a diminué d'amplitude et bat à 84. La fièvre est tombée. On permet l'usage d'un peu de viande.

Le 12 Le convallaria a été donné la veille à la dose de 0,20; le pouls est devenu plus ample, sa régularité persiste.

Le 13. On suspend le convallaria. Pouls, 80, un peu moins fort. L'enfant se lève. On prescrit du Malaga.

Le 16. Il suit le régime commum.

Le 28. Il sort totalement guéri.

Dans cette observation le convallaria a régularisé le cœur d'une façon parfaite et cela au bout de quelques heures seulement de son absorption. Le pouls est aussi devenu plus plein.

Quant à l'action diurétique, nous ne pouvons rien en dire, l'état du patient ne nous ayant pas permis de l'observer; toutefois les urines n'ont pas paru plus abondantes qu'avant l'administration du médicament.

L'effet dominant ici a été sans contredit la cessation rapide de l'arythmie fébrile. C'est pour ce seul fait que nous avons exposé cette observation, ainsi que celle que l'on va lire.

Observation XXIII (Personnelle) (Résumée).

Fièvre typhoïde. — Arythmie cardiaque.

Janssens, Elise, 16 ans, fileuse, entre le 30 août 1884. Salle St-Louis, n° 1.

Le début de sa maladie remonte au 25 août, elle présente en ce moment des signes non douteux de dothiénentérie avec une congestion intense aux deux bases du poumon occasionnant une dyspnée intense. De plus, ses urines sont fortement albumineuses. T. 40°. Traitement : sulf. de quinine 1 gr. Quatre ventouses scarifiées aux deux bases.

Le lendemain 31. Légère amélioration du côté du poumon. T. 39°,5. Pouls dicrote, 100. On continue le sulfate de quinine. avec des bouillons, des potages et du lait comme aliments.

Du 31 août au 4 septembre, la température oscille entre 39°,4 et 40°. Le pouls est très dicrote, fréquent, 116, et irrégulier. On prescrit 0,25 *de poudre de digitale* en macération (*Vide tracé* 95).

Du 4 au 9, la fièvre persiste. Le pouls est devenu beaucoup moins fréquent, 76, mais il est toujours dicrote et très irrégulier. (*Vide tracé* 96). *On supprime la digitale.*

Le 10. Le pouls à conservé les mêmes caractères que la veille mais il est un peu plus fréquent, 86. On prescrit 0,40 *d'extrait de muguet.* A 6 heures du soir, nous prîmes le tracé de la malade à la contre-visite; il était bondissant et presque régulier. L'irrégularité était imperceptible au doigt (*Vide tracé* 97). Le pouls était plus fréquent que le matin, 100, mais le thermomètre marquait 40° dans l'aisselle.

Le 11. Le pouls est encore un peu irrégulier, bondissant et dicrote. On prescrit 0,50 *d'extrait de muguet.* L'albumine a disparu des urines.

Le 12. L'irrégularité du pouls a disparu, mais la température étant toujours très élevée, sa fréquence persiste.

Le 14. La température est descendue à 37°,8. Le pouls a conservé sa régularité. mais il est moins ample, toujours dicrote et fréquent (*Vide tracé* 98). L'état général est satisfaisant.

Le 15. Le pouls reste fréquent malgré l'absence de fièvre, 92. Temp, 37°,4.

Le 16. Le pouls commence à faiblir, le nombre de ses pulsations est toujours assez élevé, 90. On ordonne 0,50 *de caféine* en potion. La malade est mise sur sa demande au régime commun.

Du 17 au 22. La caféine ne produit aucune action notable. On augmente la dose de 0,25 centigr.

Le 24. Le pouls n'est plus dicrote ; il a repris son type normal quoiqu'il soit un peu dépressible. On supprime la caféine (*Vide tracé* 99).

Le 25. La malade sort sur sa demande.

L'emploi du convallaria dans la fièvre typhoïde n'est pas nouveau. Dans la discussion qui s'est élevée au sujet des propriétés du convallaria devant l'Académie de médecine de New-York (1er déc. 1882), le docteur Chaïrman a cité deux cas où cet agent a été employé avec succès dans son action sur le cœur.

Dans un cas, le pouls était fréquent presque imperceptible, les bruits du cœur échappaient à l'auscultation ; le convallaria produisit l'accélération du cœur et le retour des bruits.

Dans un autre, il s'agissait d'un malade qu'une péritonite avait plongé dans le collapsus. Le convallaria amena l'augmentation des battements du cœur et le retour de la respiration (1).

Ici le but poursuivi était la régularisation du pouls ; il a été obtenu avec une facilité admirable. Nous n'avons pas noté de ralentissement notable des battements cardiaques ; seule, la digitale les a ramenés à leur fréquence normale mais elle a été impuissante à détruire l'arythmie.

La caféine qui a été employée en dernier lieu, n'a pas produit d'effet marqué ; elle a maintenu le cœur dans l'état où il se trouvait au moment de son administration.

[1] Voir *Gazette hebd.*, 23 fév. 83, page 136. Note extraite du *The medical Record*.

CHAPITRE IV

De toutes ces observations, il est facile, d'après les remarques dont nous les avons fait suivre, d'établir le parallèle entre l'action des différents médicaments cardiaques sur le cœur et sur les reins. Commençons par établir la comparaison au point de vue de l'influence sur le cœur.

ACTION COMPARÉE SUR LE CŒUR

L'action d'un médicament sur le cœur peut se manifester : 1° *sur le rythme;* 2° *sur la fréquence* ; 3° *sur l'énergie des contractions cardiaques* et la tension qu'elles déterminent dans le système circulatoire.

Nous allons examiner quelle est, d'après les faits que nous avons observés, l'action particulière des quatre médicaments sur chacun de ces trois éléments, c'est-à-dire sur les variations correspondantes subies par le pouls.

A. *Rythme.* — Par action sur le rythme du cœur, nous voulons parler de l'action régulatrice, celle que le médecin doit rechercher dans les cas où les contractions cardiaques sont irrégulières et inégales, où en un mot, il y a arythmie.

La *digitale* est le meilleur régulateur de l'organe de

la circulation. Elle l'emporte sur toutes les autres substances quand il s'agit d'une arythmie liée à une altération des orifices ou de la fibre cardiaque. Quatre fois sur sept nous avons eu occasion de constater son action favorable ; elle n'a produit aucun résultat que dans le cas qui fait l'objet de l'observation V, cas dans lequel d'ailleurs le pouls n'a pu être régularisé d'une façon complète par aucun des médicaments employés.

L'influence du *convallaria* n'est pas moins remarquable ; elle est surtout très nette quand il s'agit d'une arythmie simple, c'est-à-dire qui n'est sous la dépendance d'aucune lésion organique. Ce fait avait déjà été signalé par M. Germain Sée dans son Mémoire sur l'action de ce médicament.

« Le cœur irrégulier, intermittent, dit-il, surtout si « l'arythmie est indépendante de lésions d'orifice, ne « tarde pas à prendre le rythme normal (1) » Il cite à l'appui de cette assertion un cas dans lequel les irrégularités et les intermittences disparurent au bout d'un jour de traitement par 1 gr. d'extrait de muguet.

Cette action régulatrice serait constante d'après Noguès (2). Nous l'avons observée pour notre part dans deux cas où il s'agissait d'une arythmie sous la dépendance d'un état fébrile assez accentué (Obs. XXII et XXIII).

En 6 heures, avec une dose de 0,30 à 0,35 cent. seulement d'extrait de muguet, le pouls est devenu régulier. Les tracés correspondant aux observations le montrent d'une manière frappante. Le résultat est moins rapide

(1) *Bull. thérap., op. cit.* T. CIII, p. 59.
(2) *Noguès.* Etude sur le convallaria. Thèse, Paris 1883, in Conclusions.

et moins marqué quand il existe une altération au niveau des valvules. Dans six cas de ce genre, où le convallaria a été employé contre l'arythmie, nous n'avons noté que trois succès (obs. XX, XXI et V). Dans cette dernière (obs. V) le pouls n'a pas été complètement régularisé, il est devenu moins inégal et a présenté moins d'intermittences.

L'adonidine, dans quatre circonstances différentes, où il y avait à combattre de l'arythmie, n'a réussi complètement qu'une fois (obs. IV). Le pouls paraissait régulier à l'exploration digitale, mais à l'auscultation du cœur on percevait encore quelques intermittences.

Dans deux autres cas (obs. II et III) les irrégularités devinrent seulement moins prononcées; enfin, dans le dernier, elle n'a pas eu d'influence notable (obs. V).

La *caféine* chez les mêmes sujets a eu une action encore moins heureuse. Chez trois d'entre eux, elle a produit quelque résultat, le pouls a été avantageusement modifié dans son rythme (obs. III, IV et VII). Dans sept autres cas où il s'agissait d'insuffisance mitrale simple ou avec rétrécissement, de cœur droit forcé, etc., elle a été absolument sans effet.

On comprendra, qu'après les faits qu'il nous a été donné d'observer, nous ne partagions pas l'avis de Riegel (1) lorsqu'il dit que la caféine comme régularisateur cardiaque peut soutenir la comparaison avec la digitale.

B. *Fréquence.* — *La digitale* et *l'adonidine* sont les deux médicaments qui ont déterminé le ralentissement

(1) Travail lu au Congrès de médecine interne de Berlin. Conclusions in *Bulletin de thérap.*, 15 août 1884, p. 131.

le plus marqué du pouls. L'observation V le prouve d'une façon évidente. Il suffit de jeter les yeux sur les tracés annexés à ce travail pour voir que la caféine et le convallaria ont eu une influence beaucoup moins apparente.

Avec la *digitale,* le nombre des battements du cœur est descendu de 72 à 46 par minute ; à tel point, qu'on a dû cesser l'administration du médicament. Le même phénomène s'est produit avec l'*adonidine* qui de 60 les a amenés au chiffre de 46. Avec le *convallaria,* il ne sont jamais descendus au dessous de 56 et encore ce n'est qu'exceptionnellement que le nombre des pulsations a été ainsi diminué.

La même action se retrouve dans toutes nos observations. Toujours la digitale a amené une diminution considérable de la fréquence des systoles cardiaques, cette diminution a parfois été telle qu'on a dû la suspendre (obs. II, III, V et IX).

Avec l'adonidine, nous avons vu deux fois le même effet se produire (obs. IV et V). Le convallaria n'a jamais rien occasionné de semblable.

Deux fois, il n'a exercé aucune action sur la fréquence du pouls (obs. XVII, XVIII). Quant à la *caféine,* nous n'avons pas constaté qu'elle ait eu une influence notable sur le nombre des contractions du cœur au point de les diminuer. Une fois, nous avons observé le phénomène inverse ; il s'agissait d'un cardiaque dont le pouls avait une fréquence au-dessous de la moyenne normale, la caféine l'a ramené au taux ordinaire (obs. III).

Il n'est pas douteux néanmoins que la caféine ralentit l'activité du cœur, mais sous ce rapport, son action est inférieure à celle des autres médicaments cardiaques ; car ainsi que l'a dit Gubler (1), elle ne diminue le pouls que d'un certain nombre de pulsations.

C. *Tension artérielle*. — Ici encore la *digitale* occupe le premier rang avec l'*adonidine*.

Dans l'observation II, on a vu le pouls se relever rapidement une première fois avec l'adonidine, une deuxième avec la digitale. Le même phénomène se produisit dans le cas qui est rapporté dans l'observation III. Enfin dans la Ire, la IV et la V, l'adonidine a exercé une influence manifeste sur l'énergie des contractions cardiaques et la tension intra-vasculaire. Le pouls est devenu plein et fort.

Presque toujours, les effets de l'adonidine et de la digitale ont été identiques. Il suffit pour s'en convaincre d'examiner les tracés obtenus avec le sphygmographe chez le même sujet qui fait l'objet de l'observation V. Les résultats sont tellement similaires qu'ils semblent avoir été effectués par le même médicament.

Dans l'observation IX, la digitale a agi puissamment sur le cœur. Les contractions sont devenues beaucoup plus énergiques, enfin le pouls était dur et offrait au palper la sensation d'un cordon tendineux roulant sous les doigts.

La *caféine* et le *convallaria* produisent rarement un tel maximum de tension. Partout où ils ont été employés avec les deux précédents chez le même malade, la différence a été visible et le sphygmographe l'a fidèlement reproduite. (*Vide* obs. V pour le convallaria et l'observation II pour la caféine).

Il est vrai qu'ils n'épuisent pas comme la digitale la

(1) Société de thérap., 29 nov. 1879, *in Bulletin*, T. XCIII, p. 523.

contractilité de l'organe central ni des artères et peuvent grâce à leur action modérée être continués plus long-temps. C'est là un avantage qu'il est quelquefois bon de rechercher chez les sujets atteints de dégénérescence graisseuse du myocarde, dont les vaisseaux sont très affaiblis et qui se trouvent, en un mot, dans cet état spécial que Gubler a décrit, et auquel il a donné le nom de cardioplégie.

Dans nos observations, le *convallaria* n'a élevé la pression intra-vasculaire que trois fois d'une façon notable (obs. V, XX, et XXI). C'est surtout dans le dernier de ces cas que l'influence a été remarquable. De filiforme le pouls devint ample et fort en 24 heures. Les contractions du cœur reprirent de l'énergie, l'asystolie disparut. Par contre les accidents cardiaques ne furent pas améliorés chez trois autres malades (V. obs. XVII, XVIII, XIX). Le pouls est resté ce qu'il était avant l'usage du médicament, le cœur n'a rien gagné en énergie. Ces résultats n'ont pas lieu de nous étonner, si, d'après ce que dit Noguès (1) l'aptitude du convallaria à augmenter le pouvoir contractile du cœur est inconstant quand les troubles cardiaques sont sous la dépendance d'une lésion organique avancée.

La *caféine,* sans produire des effets aussi accentués que la digitale, nous paraît supérieure au convallaria pour élever la tension artérielle.

A part l'observation II, où son action a été défavorable puisque le pouls a diminué d'ampleur au lieu d'augmenter, elle a donné dans maintes circonstances d'excellents résultats.

(1) *Op. cit.* Conclusions.

La tension artérielle a rapidement monté chez un ictérique (obs. XII) et un cirrhotique (obs. XIV) dont le pouls était petit et dépressible. En 24 heures, avec une dose de 0,30 centigr. chez l'un et de 0,75 chez l'autre, le pouls a repris son amplitude normale. M. Huchard nous l'a montrée produisant, comme il le dit lui-même, des effets surprenants, chez la malade dont nous avons résumé l'observation (VIII). Avec des sujets présentant à peu près les mêmes symptômes nous n'avons pas obtenu un pareil succès. Chez celui de l'obs. IX, la caféine a eu une influence peu marquée ; enfin les observations XX et XXI ne témoignent que de résultats négatifs.

Quoi qu'il en soit, la caféine élève la tension dans le système circulatoire et en cela tous les auteurs sont d'accord, mais elle ne nous paraît pas être « l'égale de la digitale » comme l'a écrit M. Lépine (1). « Au point de vue de l'effet produit sur la tension intravasculaire, dit Gubler (2), elle est inférieure à la digitale. » M. Tripier (3) de Lyon, qui l'emploie exclusivement après la digitale n'en obtient pas de meilleurs résultats.

M. Huchard, après avoir cité l'observation dont nous avons déjà parlé, ajoute : « si l'on restait sous l'impres
« sion de cette seule observation, on serait tenté de
« croire à la supériorité constante de la caféine sur la
« digitale. Il n'en est rien ; car, à côté de ce fait si favo
« rable, et d'autres encore que j'ai pu observer, il en
« est un assez grand nombre où la caféine est sans
« action (4).

(1) *Op. cit.* in *Lyon méd.* T. XL, p, 361.
(2) *Bulletin de thérap.* T. XCIII, p. 523.
(3) Société des sc. méd. de Lyon. Compte rendu in *Lyon médical.*
T. XL, p. 378.
(4) *Op. cit.* p. 151.

Nous partageons tout à fait l'avis du savant médecin de l'hôpital Tenon.

Quant au convallaria, si nous croyons que la caféine lui soit supérieure, du moins nous ne pensons pas « qu'elle le laisse bien loin derrière elle », comme le dit Leblond (1), si l'on compare les avantages que procurent ces deux médicaments dans les maladies du cœur.

CHAPITRE V

ACTION COMPARÉE SUR LA DIURÈSE

Si l'on cherche à classer les quatre médicaments cardiaques au point de vue de l'action sur la diurèse, on trouve que les rangs ne sont plus les mêmes.

C'est la *caféine* qui occupe la première place par son action rapide, marquée et presque constante. Gubler, à la Société de thérapeutique (2), insistait déjà sur cette propriété. « Avec la caféine, disait-il, la diurèse est abondante et constante tandis que pour la digitale il faut deux à trois jours et quelquefois plus pour que l'effet se produise. » On pourrait ajouter quand il se produit, car il n'est pas toujours certain.

En 1863 Koschlakoff, de Saint-Pétersbourg, avait déjà remarqué cette augmentation rapide de l'urine sous

---

(1) *Leblond.* Act. phy. et thérap. de la caféine. Thèse, Paris, 1882, p. 52.

(2) Séance du 27 nov. 1877.

l'influence de la caféine. Vingt ans plus tard, le D̲ʳ Leblond dans sa thèse, confirme en la citant la déclaration de l'élève de Botkin (1). M. Huchard a presque toujours vu l'absorption de cette substance suivie dans les douze ou vingt-quatre heures, d'une diurèse abondante (2). M. Lépine a observé le même phénomène.

Depuis que les observations sur les effets et sur l'emploi de la caféine se sont multipliées, des faits nombreux sont venus prouver, que souvent, dans le cas où la digitale et les autres diurétiques n'avaient rien produit ou avaient été insuffisants, la caféine a déterminé brusquement une forte diurèse (3). Quoi qu'il en soit, d'après M. Huchard les urines n'atteindraient que rarement les proportions auxquelles elles arrivent à la suite de l'emploi de la digitale (4).

Dans nos observations, la caféine a été employée dix-sept fois. Dans dix cas, elle a eu une action nette et rapide. Chez les sept autres malades, trois seulement avaient des urines courtes avec œdème, hydropisie ou ascite (obs. XX, XIV, XV). Trois autres avaient des urines normales et abondantes avant l'usage du médicament (obs. IV, V et IX). Enfin chez le septième (obs. II), il n'existait plus de phéno-mènes de stase quand elle a été administrée, mais nous de-vons ajouter qu'elle fut sans action quand ils réapparurent.

Le *convallaria* nous a aussi donné de bons résultats. Trois fois, dans les cinq cas où il a été employé, il a pro-voqué une diurèse abondante et persistante.

(1) *Leblond*. Thèse citée.
(2) *Huchard*. Caféine dans les maladies du cœur. *Bulletin de thérap.* T. CIII, p. 152.
(3) *Practicionner*, Avril 1880, et *Lyon médical*, T. XXXIV, p. 359.
(4) *Op. cit.*

Deux fois son action a été nulle. Dans l'une, il n'a eu d'influence que sur le cœur (obs. XXI) ; dans l'autre, il s'agissait d'une néphrite, affection où d'ordinaire il ne donne aucun résultat (obs. XIX).

M. Germain Sée (1) a toujours obtenu des effets diurétiques puissants avec ce médicament. Parmi trois de ses malades qui n'ont pas été améliorés, s'en trouvent deux dont les affections correspondent à celles que nous énoncions ci-dessus. L'un des malades était arrivé à la période d'asystolie mortelle, l'autre était atteint de néphrite interstitielle.

M. Desplats (2) a eu un égal succès, sur des cas moins nombreux, il est vrai. Les insuccès se retrouvent chez des brightiques ou des cirrhotiques.

Les deux cliniciens ont également noté que l'urination persiste, pendant quelque temps encore avec la même abondance, après la cessation du médicament.

M. Peter ne voit dans le muguet que l'effet diurétique et en cela il se base sur sa propre expérience (3).

A en juger par ce que l'on vient de lire et d'après nos observations, il semblerait que le muguet est un diurétique, dont les effets sont précieux par leur puissance et la façon presque constante avec laquelle on les obtient. Malheureusement, les résultats n'ont pas toujours été aussi favorables. Moutard Martin sur quatre cas n'a eu qu'un succès, et encore l'effet obtenu une première fois n'a-t'il pu être reproduit.

Constantin Paul n'a observé qu'une action faible ou nulle sur le rein, dans les cas où il l'a employé. L'école

(1) *Op. cit.*
(2) *Op. cit.*
(3) *Peter.* Traité clinique et pratique des maladies du cœur.

de Lyon n'a pas été plus heureuse. Aubert, Icard et Souliez n'ont vu le convallaria déterminer la diurèse que dans un seul cas (1). Dans tous les autres, ils ont dû finalement avoir recours à la digitale.

La *digitale* et l'*adonidine* nous semblent devoir être mises sur le même rang au point de vue de leur action sur la diurèse. Dans les cas où il existait des congestions viscérales (obs.II), des œdèmes avec hydropisie (obs.III), ces deux médicaments ont amené une amélioration rapide.

Il existe pourtant un avantage en faveur de l'adonidine qui mériterait de la faire passer avant la digitale : c'est sa rapidité d'action (obs II, III), mais d'autre part, ses effets ne persistent pas après qu'on a cessé le médicament, car il est promptement éliminé. En revanche il ne présente pas comme la digitale de phénomènes d'accumulation, ce qui est souvent un inconvénient avec lequel le médecin doit compter, surtout quand il existe des lésions rénales.

En résumé, si la *digitale* et l'*adonidine* ont une action plus marquée sur le *cœur*, la *caféine* et le *convallaria* agissent plus rapidement et énergiquement sur la *diurèse*.

Les effets produits par la caféine ont de plus une constance sinon absolue, au moins remarquable.

(1) *Lyon médical.* T. XLI, p. 98

CHAPITRE VI

DES MÉDICAMENTS CARDIAQUES COMPARÉS AU POINT DE VUE DES INCONVÉNIENTS QUE PEUT OCCASIONNER LEUR EMPLOI.

Il ne suffit pas pour le traitement d'un cardiaque d'avoir fait choix d'un médicament, il faut savoir s'il sera toléré et s'il ne donnera lieu à aucun accident ou inconvénient qui devra en faire abandonner l'usage.

En consultant les travaux des cliniciens et en jugeant d'après nos observations personnelles, nous avons remarqué qu'assez souvent le choix de l'agent thérapeutique devait être modifié à la suite de ces considérations; c'est pourquoi, nous avons cru devoir en faire l'objet d'un chapitre spécial dans l'étude comparative que nous avons entreprise.

La *digitale* est de tous les médicaments cardiaques celui qui est le moins bien supporté. Il n'est pas rare d'observer des phénomènes d'intolérance au bout de cinq à six jours de son administration (obs. III et VII). D'autres auteurs ont eu occasion de la constater plus tôt encore.

Pour notre part, il nous a été donné d'observer plusieurs fois des phénomènes d'intolérance au bout de deux jours de traitement.

Enfin, nous avons vu une malade qui n'a jamais pu supporter même une seule fois les préparations de digitale.

Ces faits sont l'exception sans doute, mais ils mé-
ritent qu'on en tienne compte.

Chez les sujets, dont l'estomac est délicat ou malade,
la digitale serait donc difficilement absorbée et l'on
perdrait, en s'obstinant à la prescrire, un temps souvent
précieux pour le salut du patient.

Les altérations du rein présentent des contre-indica-
tions encore plus sérieuses. Si l'estomac est intolérant,
la digitale sera rejetée; mais si le rein est malade, elle
sera emmagasinée, et dès lors elle pourra être dange-
reuse et occasionner de graves accidents.

Notons enfin que son action est lente à apparaître; et
comme normalement elle s'accumule dans l'organisa-
tion, son usage ne peut pas être continué longtemps.

De ce qui précède, il est aisé de déduire qu'un médicament aussi actif doit être manié avec prudence; son
action thérapeutique côtoie de bien près l'action toxique
et la limite peut être quelquefois franchie malgré les
plus grandes précautions.

Avec les autres médicaments cardiaques, on n'a rien
de semblable à redouter; car ils n'ont jamais produit
d'intoxication véritable.

Ils ne s'accumulent pas et leur action est rapide; c'est
là un avantage qu'il est quelquefois très utile d'obtenir
dans certains cas très graves et promptement mortels.

La *caféine* a rarement occasionné de l'intolérance
stomacale. Nous en avons cependant observé un exemple
dans un cas de cirrhose avec ascite. (V. obs. XIV). C'est
chez un sujet atteint de la même affection que M. Huchard l'a également constaté.

M. Lépine n'a vu que rarement des symptômes d'intolérance pendant les quatre années d'expériences sur

60 malades environ, et encore, les symptômes étaient-ils peu accentués.

Le plus sérieux inconvénient de la caféine est de causer de l'insomnie et un état nerveux qui force à en suspendre l'emploi. C'est ce qui nous est arrivé dans nos observations (III, IV, V, IX et XV). M. Lépine a noté le même phénomène une fois sur vingt environ.

Le *convallaria* présente encore peu d'inconvénients à son actif. D'après M. G. Sée, il serait toujours toléré et stimulerait généralement l'appétit loin de le diminuer ; enfin, il rendrait les évacuations plus faciles et plus nombreuses.

Son action sur les organes digestifs serait donc, contrairement à celle de la digitale, une action favorable.

A ces assertions du savant professeur de Paris, notre maître M. Desplats a cru devoir apporter quelques réserves fondées sur son expérience personnelle (1). D'après lui, le muguet ne devrait pas être longtemps continué. Au bout de 8 à 10 jours, l'énergie du cœur au lieu d'être accrue serait diminuée et l'on verrait reparaître une dyssystolie toxique.

L'*adonidine*, d'après ce que l'on a observé jusqu'ici, n'a produit aucun effet fâcheux.

Une fois, sous l'influence d'une dose plus élevée que de coutume (0,04) nous avons vu apparaître de la céphalalgie de courte durée (obs. II). Dans une autre circonstance, on a dû cesser le médicament parce que le pouls était devenu trop lent (obs. IV).

Bubnow (2) n'a jamais observé le moindre inconvé-

(1) *Desplats*. Action du convallaria, in *Journal des sc. méd. de Lille*, oct. 1882.

(2) *Bubnow*. (Dissert. inaugural. St-Petersburg. 1880).

nient avec l'adonis. Il l'a donnée pendant plusieurs mois
à des malades, sans qu'aucun effet fâcheux l'ait obligé à
suspendre son traitement. Néanmoins, il aurait constaté
parfois des troubles du côté du tube intestinal, troubles
qu'il attribue à une excitation des nerfs vagues; car il
n'a jamais rien trouvé chez les animaux, dit-il, du côté
de la muqueuse de cet organe qui put les expliquer.

Leublinski (1), ainsi que nous l'avons déjà écrit
ailleurs, a cité à la Sociéte de médecine interne de Berlin (juin 1884) des faits, où l'adonis aurait provoqué des
nausées, des vomissements et de la diarrhée. Nous
avons dit ce qu'il fallait penser du cas que nous avons
relaté, et où les mêmes accidents se sont produits. Nous
ne pensons pas qu'il faille incriminer le médicament s'il
est employé à dose thérapeutique; et en cela, nous nous
rangeons à l'avis de Lenhartz qui a expérimenté l'adonis dans des cas assez nombreux.

On voit, d'après ce qui précéde, qu'aucun des médicaments que nous étudions n'est exempt de reproche.
Quoi qu'il en soit, la digitale est de tous, celle qui expose
aux plus grands dangers.

(1) Compte rendu de la Société de méd. int. Berlin, 1884, in *Semaine médicale*, 1884, p. 278.

CHAPITRE VII

CONCLUSIONS

Malgré les dangers que présente la *digitale*, elle ne continuera pas moins à rendre de grands services, à condition toutefois qu'elle soit employée avec prudence et habileté. Aussi, comme le dit M. Huchard (1) « elle est et restera toujours le grand médicament cardiaque.»

La *caféine* trouvera son usage indiqué dans les cas qui exigent une action rapide, devant produire une déplétion prompte dans le système circulatoire.

Le *convallaria* produira d'heureux résultats dans les mêmes cas, avec cet avantage que la diurèse occasionnée par lui sera plus persistante. Il remplacera la digitale chez les sujets à l'estomac rebelle, et la caféine chez les gens nerveux et facilement excitables.

Toutefois, si le convallaria et la caféine provoquent plus rapidement la diurèse, ils ont sur le cœur une influence moins marquée que la digitale ou l'*adonidine*.

D'après nos observations, ce dernier médicament produit rapidement des effets aussi actifs que ceux de la digitale, et de plus il n'en présenterait pas les inconvénients.

Aussi, cet agent thérapeutique nouveau des maladies du cœur nous paraît-il appelé à rendre de précieux services à la clinique, dès que des observations plus nombreuses l'auront mieux fait connaître.

(1) *Bulletin de thérap.* T. CIII, p. 154.

OUVRAGES CONSULTÉS

Adonidine.

Bubnow. — St-Petersburger medicinische Wochenscrift, 1879, p. 1 et 256; 1880, p. 306; 1882, p. 32.

Vincenzo Cervello. — Archives italiennes de biologie, 1882 et Archiv. für experim. Path. und Pharmak.

Bulletin de thérapeutique, t. XCVIII, CIV et CV.

Paris médical, 1879.

Ricklin. — Revue des Sciences médicales, de Hayem, t. XXI, p. 494.

Mathieu. — Revue des sc. méd., de Hayem, 1884.

Lesage. — Comptes rendus de la Société de biologie, 1884.

Rasetti. —   Id.   juin 1884.

Semaine médicale. — Année 1884, p. 277.

Bouchardat. — Annuaire de thérapeutique, 1885.

Fonssagrives. — Traité de thérapeutique, 1885. Art. Adonis.

Mordagne. — Étude sur l'adonis vernalis. Thèse, Paris, 1885.

Digitale.

Hirtz. — Nouveau dict. de méd. et de chirurg. pratiques.

Fonssagrives. — Dict. encycl. des sc. médic.

Legroux. — Essai sur la digitale. Thèse, Paris, 1867.

Constantin Paul. — Influence de la digitale sur le pouls, in Soc. de thérap., 1868.

Megevand. — Action de la digitale et de la digitaline. Thèse, Paris, 1872.

Fernet. — De la digitale dans les maladies du cœur. Soc. de thérapeut., 1883.

Peter. — Traité clin. et prat. des maladies du cœur, 1883.

Caféine.

Giraud. — Action de la caféine. Thèse de Lyon, 1881.
Lyon médical, t. XXXIV.
Leblond. — Action de la caféine. Thèse, Paris, 1883.
Huchard. — Action de la caféine dans les maladies du cœur
Lépine. —   Id.
Bulletin de thérapeutique, t. XCIII, CII, CIII et 15 août 1884.
Revue de Hayem, t. XIX, XXI.
G. Sée. — Traité des maladies du cœur, 1882, 2ᵉ édit.
Semaine médicale, mai 1884, p. 227. Travail de Riegel.

Convallaria.

H. Molliere. — Lyon médical, 1881.
G. Sée. — Bulletin de l'Académie de médecine, juillet 1882.
Desplats. — Action du muguet, in Journal des sc. méd. de
    Lille, oct. 1882.
H. Molliere. — Action du muguet. Lyon médical, 82.
Noguès. — Étude sur le muguet. Thèse, Paris, 1883.
Filhoud-Lavergne. — Etude sur le muguet. Thèse, Paris,
    1883.
Bulletin de thérapeutique, t. CIII et CV.
Revue de Hayem, t. XXI et XXII.

TABLE DES MATIÈRES

Havre. — Imprimerie du Commerce, 8, rue de la Bourse.

ADONIDINE (Obs.I.)

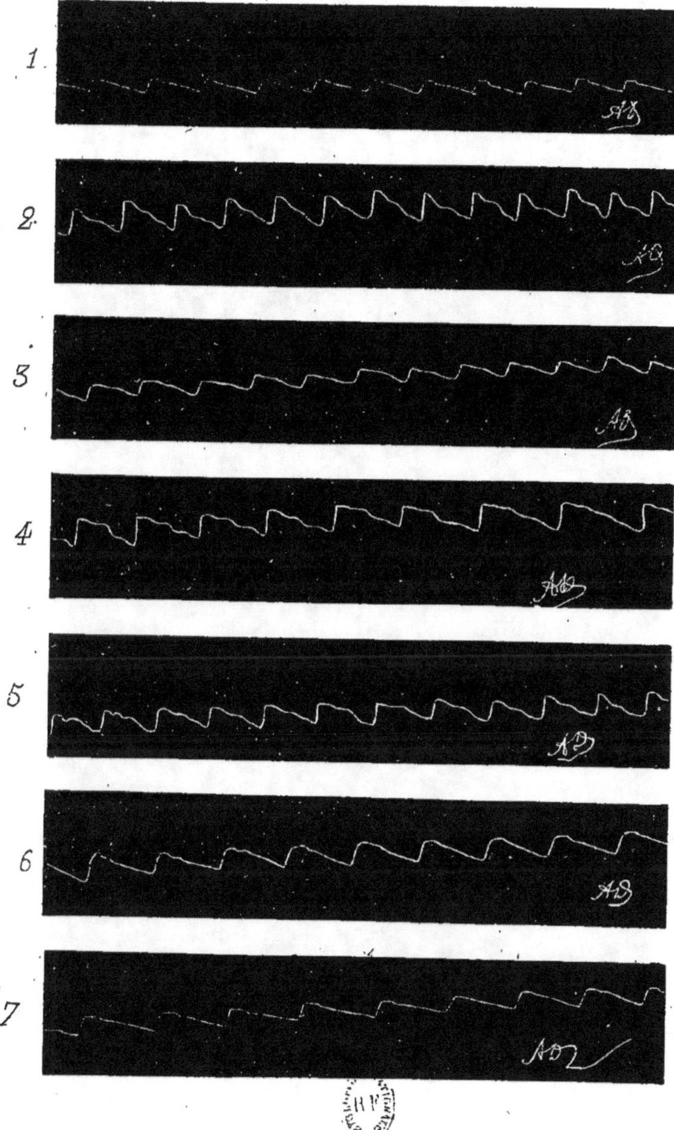

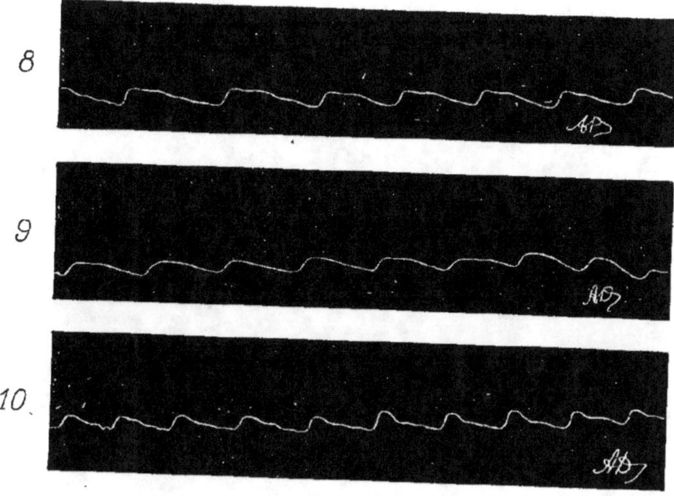

ADONIDINE (Obs. II)

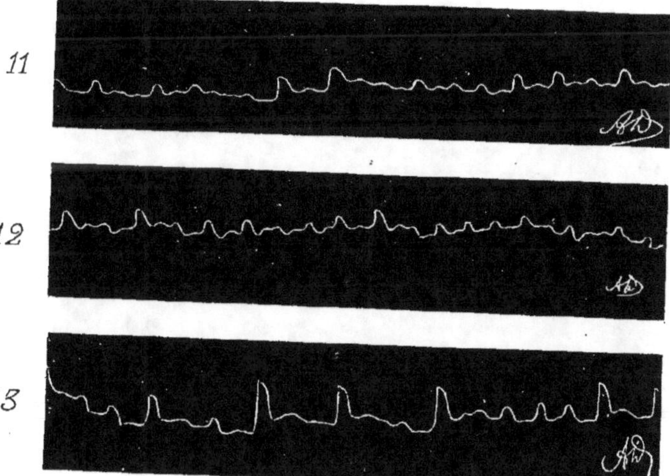

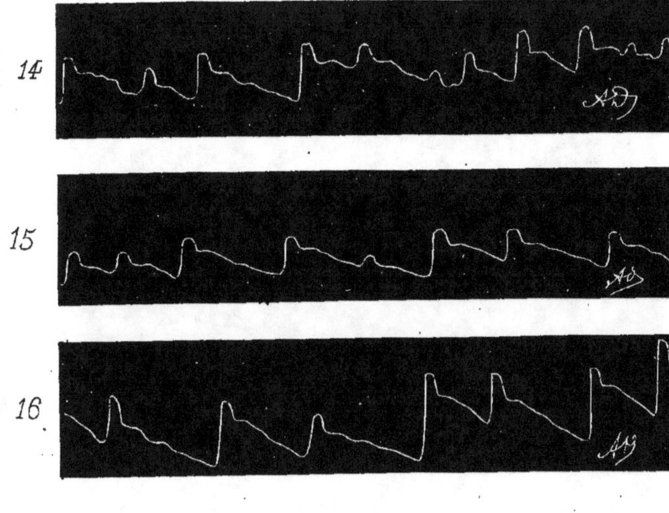

CAFÉINE (Obs. II)

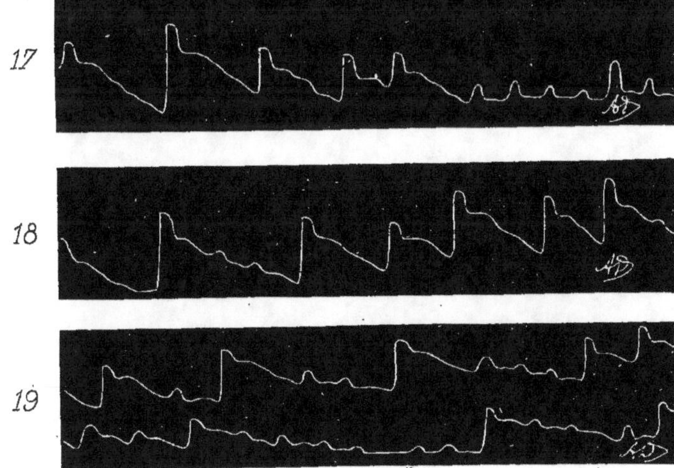

DIGITALE (Obs. II.)

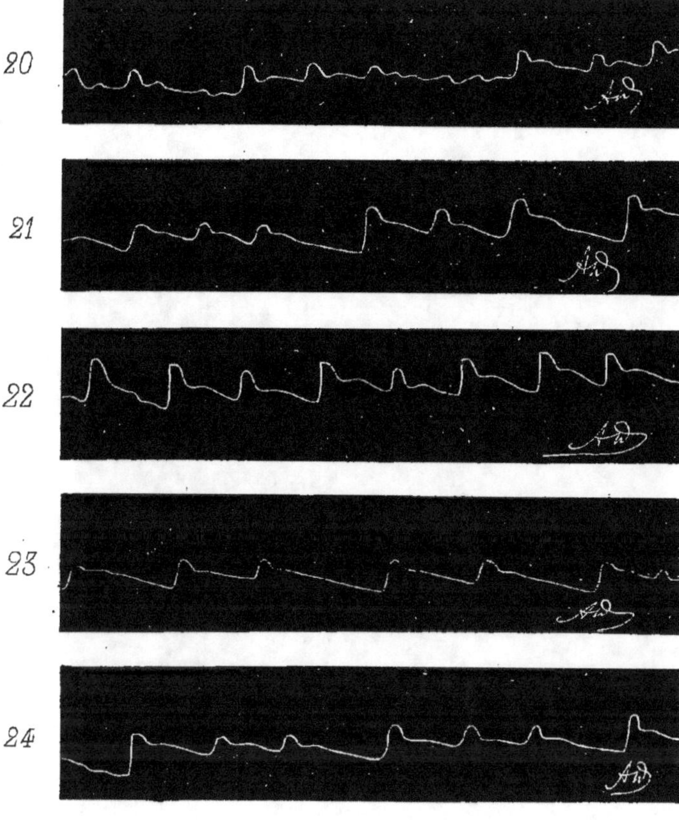

20

21

22

23

24

DIGITALE (Obs. III.)

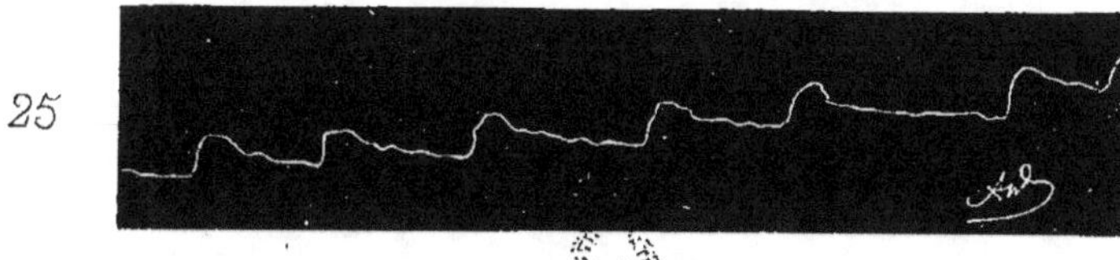

25

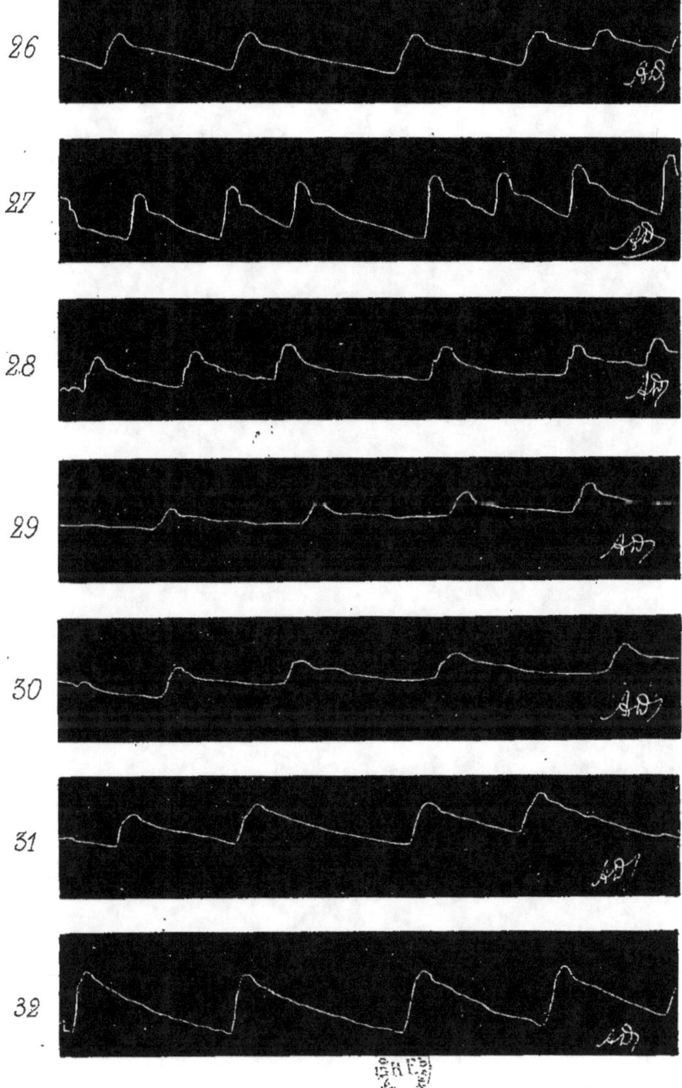

26

27

28

29

30

31

32

CAFÉINE (Obs. III.)

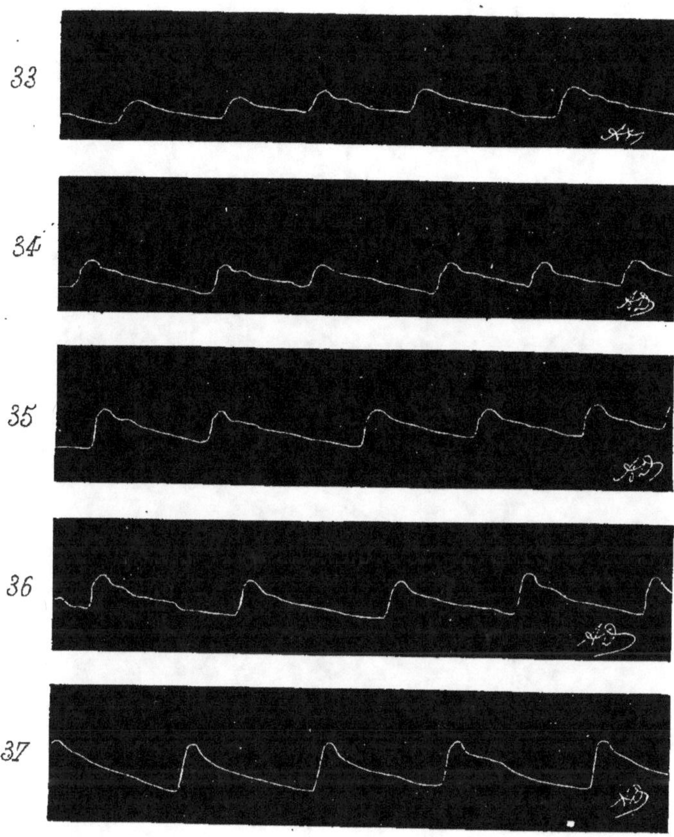

ADONIDINE (Obs. III.)

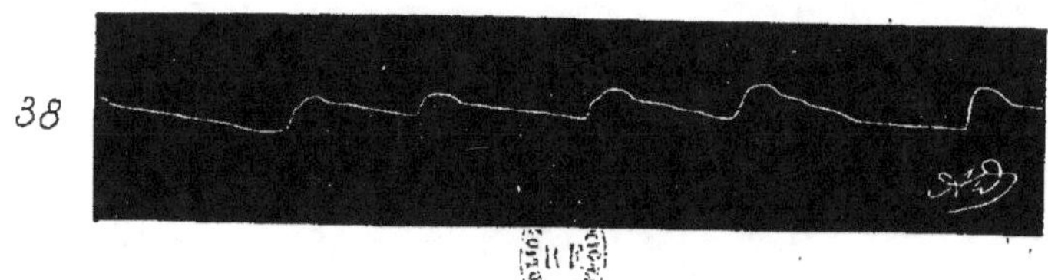

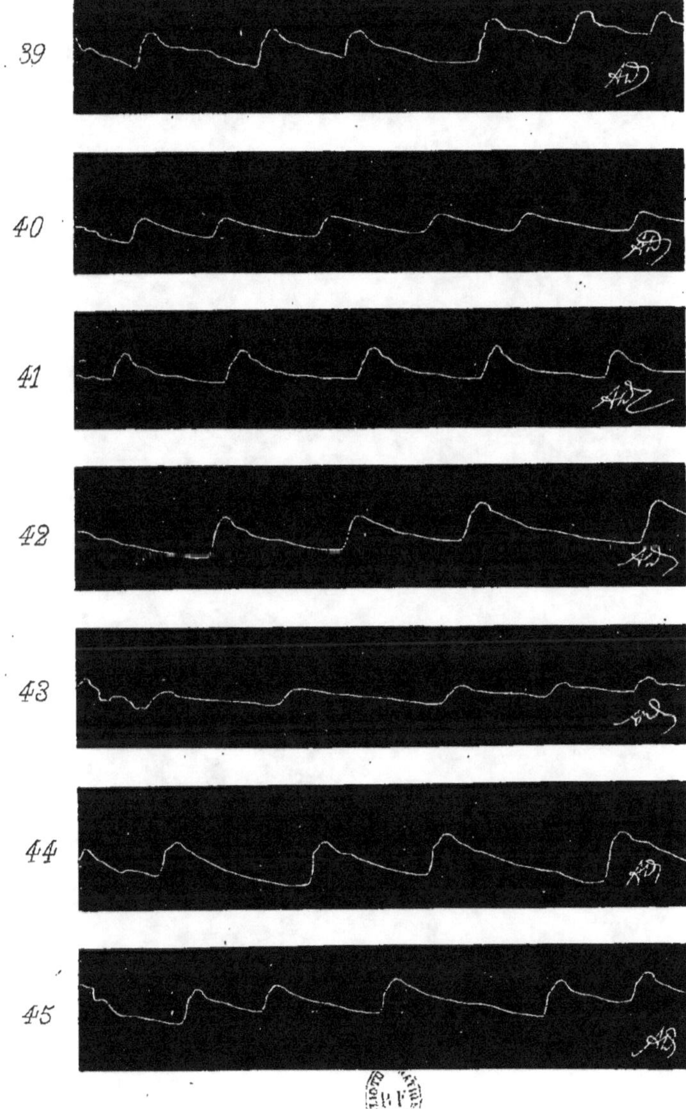

39
40
41
42
43
44
45

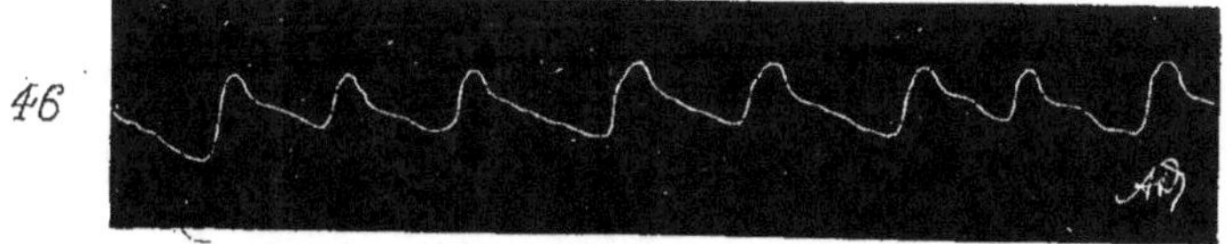

46

ADONIDINE (Obs. IV.)

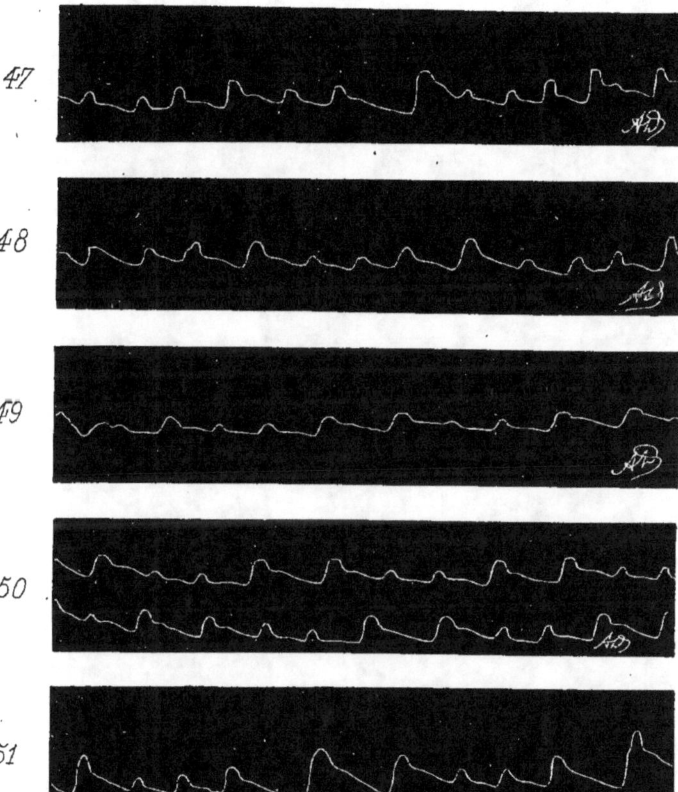

47

48

49

50

51

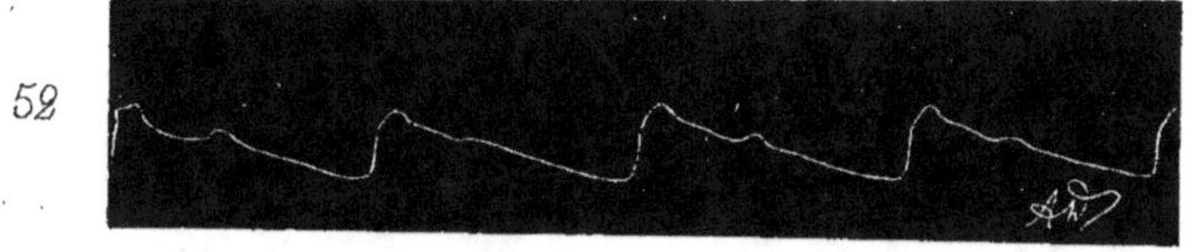

CAFÉINE (Obs. IV.)

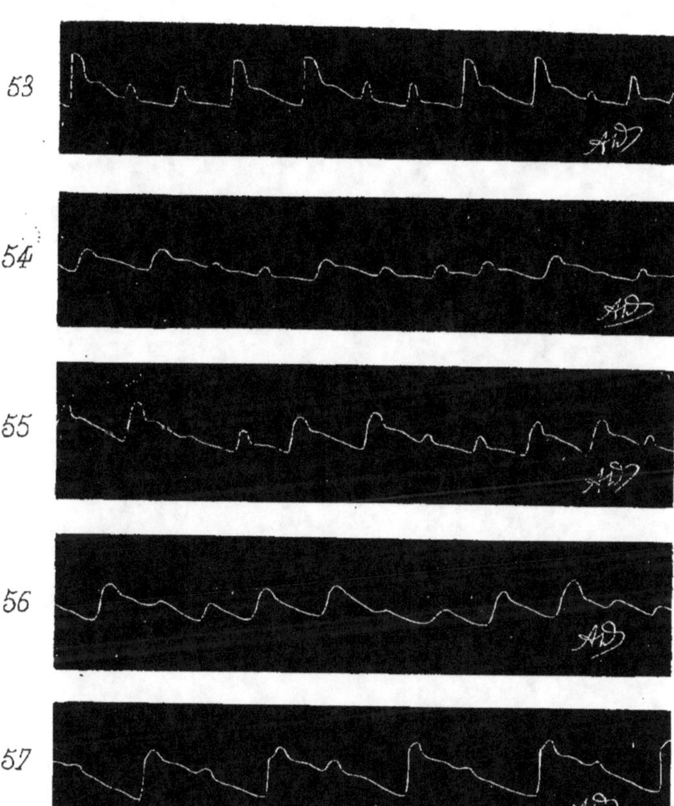

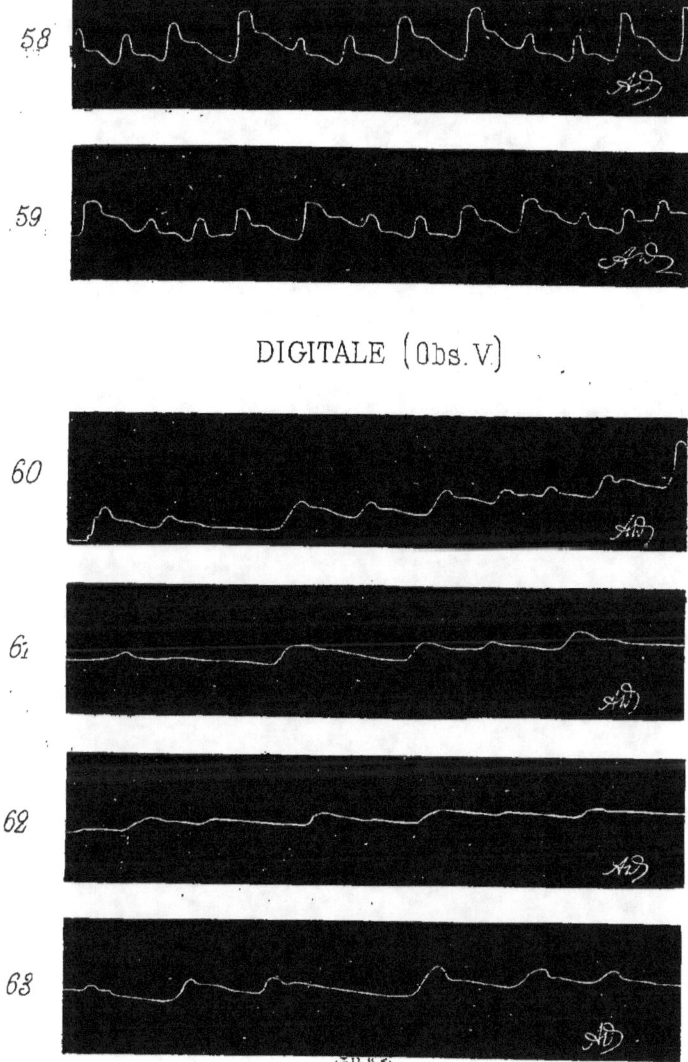

58
59
DIGITALE (Obs. V)
60
61
62
63

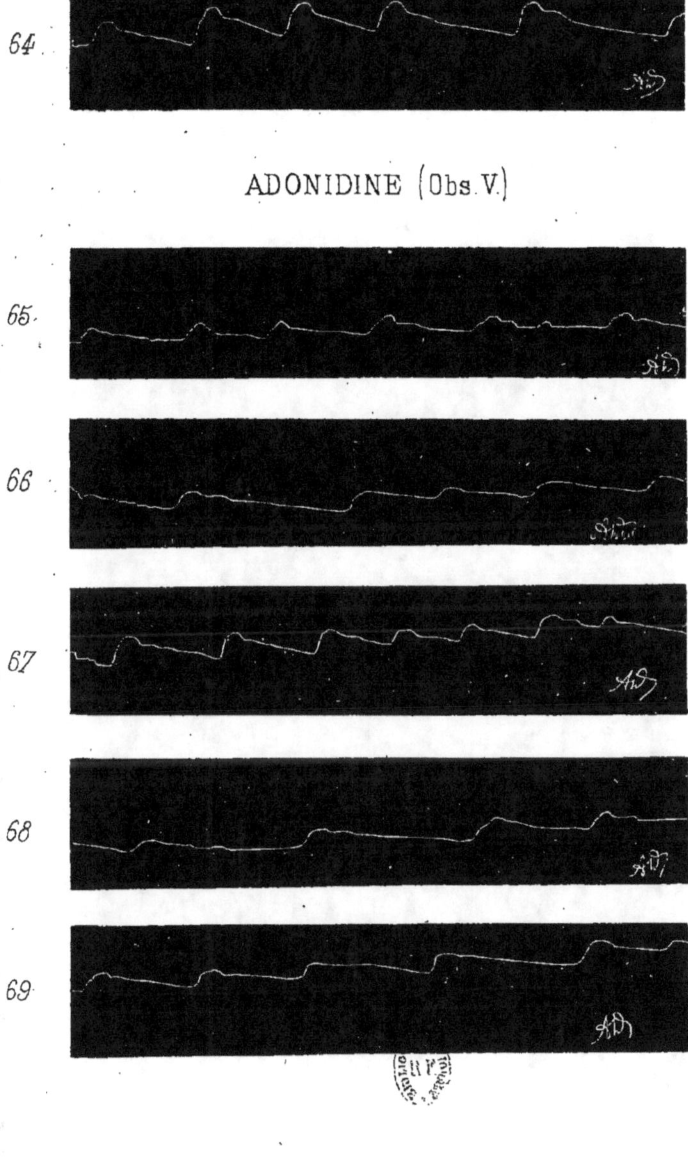

64

ADONIDINE (Obs. V.)

65

66

67

68

69

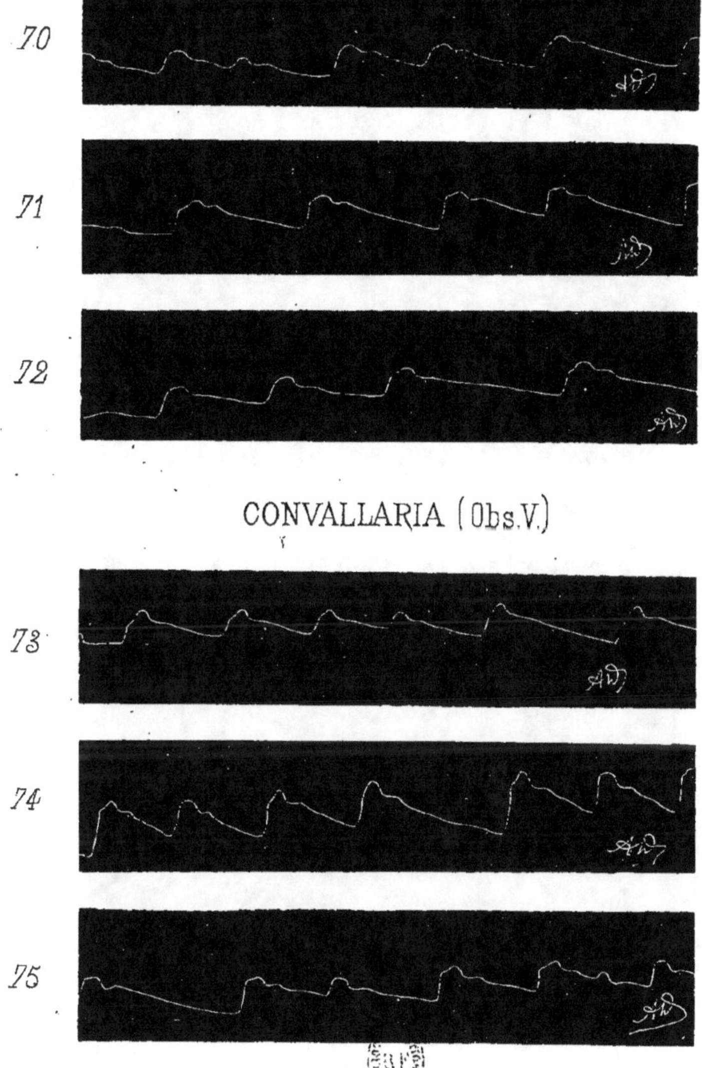

70
71
72
CONVALLARIA (Obs.V.)
73
74
75

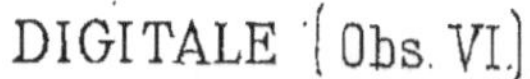

DIGITALE (Obs. VI.)

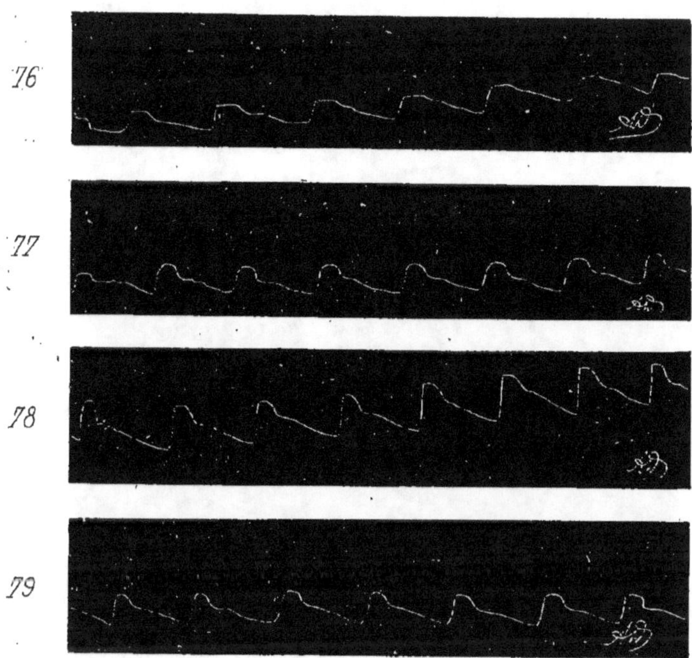

CAFÉINE (Obs.VII.)

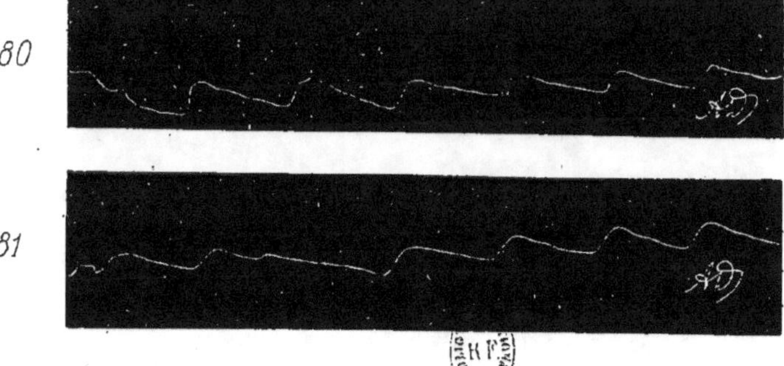

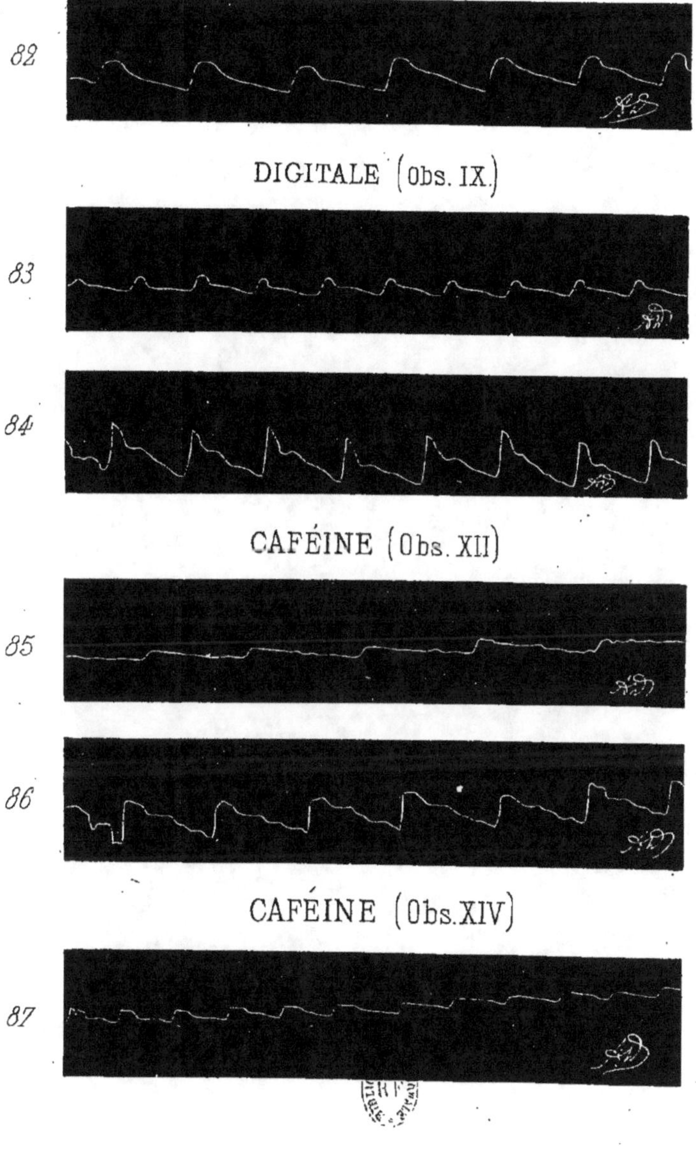

DIGITALE (Obs. IX.)

CAFÉINE (Obs. XII)

CAFÉINE (Obs. XIV)

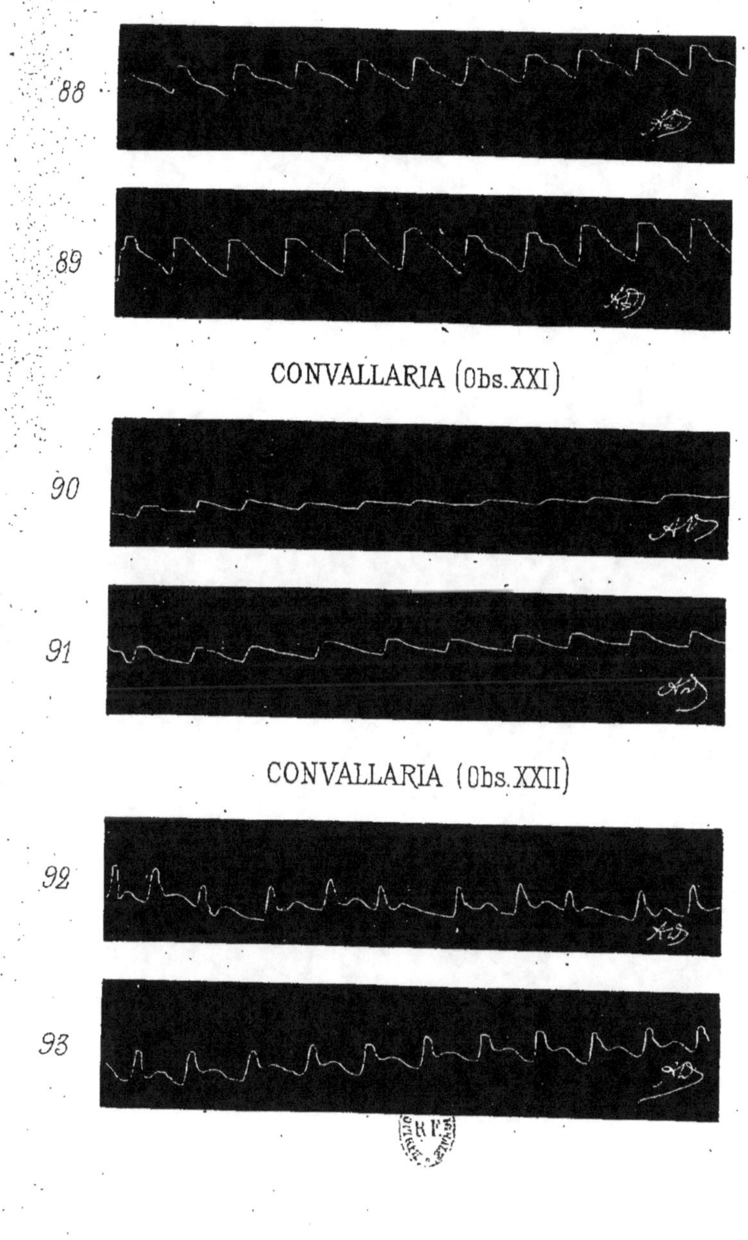

88

89

CONVALLARIA (Obs. XXI)

90

91

CONVALLARIA (Obs. XXII)

92

93

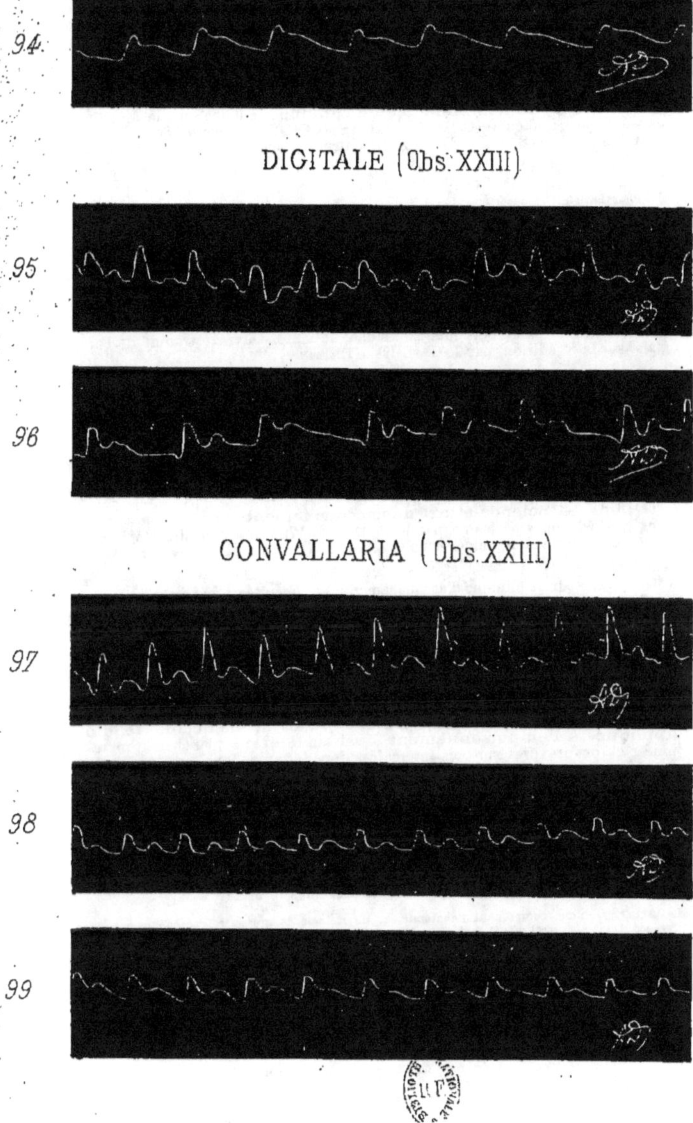

94.
DIGITALE (Obs. XXIII)
95
96
CONVALLARIA (Obs. XXIII)
97
98
99